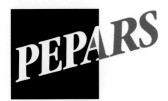【ペパーズ】
編集企画にあたって…

　外科系医師の多くは日常診療において様々な外傷に直面します．いうまでもなく「外傷学」は整形外科を中心に発達してきた分野です．それ故，当直をしていて初期治療の足掛かりに迷う場面で紐解くマニュアル本も整形外科医によって書かれているものが多いのが実情です．しかし，外傷は整形外科の守備範囲とする四肢，脊椎に限らず顔面外傷や広範囲熱傷のような全身に及ぶものなど様々な部位で認められます．また，創傷を専門とする形成外科こそ作成に相応しいと思われる領域もあります．従来は整形外科で扱っていた分野でありながら近年形成外科をはじめとする他の診療科も深くかかわる疾患も増えてまいりました．診療科を超えて複数の専門家がチームを組んではじめて治療が成立する外傷もあります．実際には典型的な外傷ではなく，マニュアル本からは漏れがちな分野も少なくありません．急性期を乗り切るにはあまりに舌足らずな表記であり，もう少し踏み込んだ記載があればと思わざるを得ないものも散見されます．

　本企画は決して外傷の全分野を網羅しようとして企画したものではありません．むしろ既存のマニュアルでは掲載されにくい外傷学の「niche」に焦点を当てたものになっております．外傷は多種多様であり，重要でありながらまとまった記載を渉猟するのに難渋する「niche」も至る所にあります．私自身何十年にもわたり当直をし，あらゆる外傷に出会った気にはなっておりますが，いまだにピットフォールに直面することも少なくありません．無数の「niche」のうち特にピットフォールとなりやすいものを厳選させていただきました．

　執筆をお願いした先生方はいずれも臨床の一線で活躍されており，各分野のエキスパートと呼ぶにふさわしい豊富な経験をお持ちです．専門家によるこのようなマニュアルこそ形成外科医以外の外科系医師や，専門医取得前の形成外科医にとりましては当直をしていて心強いパートナーになってくれるものに仕上がったと自負しております．

　本書を手にした読者の先生方にはまず，ご一読いただき，本書内に明日からの診療に役立つ内容が詰まっていることを記憶に留めていただきたいと思います．そして今後，臨床の場面で出会いました際には再読していただき診療の現場で手元に置きお役立ていただければ幸甚です．

2021 年 8 月

横田和典

KEY WORDS INDEX

WRITERS FILE
ライターズファイル（五十音順）

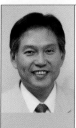

門松　香一
（かどまつ　こういち）

1988年	昭和大学卒業 同大学形成外科入局
1992年	同大学大学院修了
1999年	バーミンガムこども病院（英国）留学
2000年	昭和大学形成外科，助手
2006年	同，講師
2014年	同大学江東豊洲病院形成外科，講師
2017年	同大学形成外科，主任教授

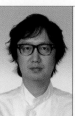

髙木　信介
（たかぎ　しんすけ）

2002年	昭和大学卒業 同大学形成外科学入局 毛山病院形成外科
2003年	都立荏原病院整形外科
2004年	昭和大学病院形成外科
2005年	藤枝市立総合病院形成外科
2006年	埼玉県立小児医療センター形成外科
2007年	昭和大学横浜市北部病院形成外科 昭和大学大学院修了・医学博士取得
2008年	今給黎総合病院形成外科
2010年	同，部長
2019年	昭和大学形成外科学講座，講師／同大学藤が丘病院形成外科

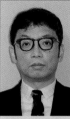

西　建剛
（にし　けんごう）

2003年	熊本大学卒業 長崎大学形成外科，研修医
2004年	長崎市民病院，研修医
2005年	同，医員
2006年	熊本労災病院形成外科，医員
2008年	長崎労災病院形成外科，医員 北九州市立八幡病院形成外科，副部長
2010年	愛媛県立中央病院形成外科，医長
2012年	松江赤十字病院形成外科，副部長
2014年	新小文字病院形成外科，医長
2017年	長崎労災病院第二形成外科，部長
2020年	熊本大学形成外科，助教

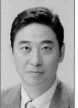

櫻井　裕之
（さくらい　ひろゆき）

1986年	愛媛大学卒業 東京女子医科大学形成外科入局
1990年	同，助手
1995〜98年	米国テキサス大学留学
2001年	東京女子医科大学形成外科，講師
2006年	同，准教授
2009年	同，主任教授

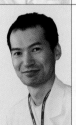

田邉　毅
（たなべ　つよし）

1998年	昭和大学卒業 同大学形成外科入局
2001年	熊本機能病院形成外科
2002年	埼玉県立小児医療センター形成外科 昭和大学大学院修了
2003年	聖マリア病院形成外科
2004年	佐賀大学附属病院形成外科，助教
2006年	藤枝市立総合病院形成外科，科長
2008年	熊本機能病院形成外科，部長

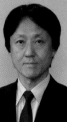
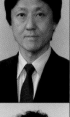

長谷川健二郎
（はせがわ　けんじろう）

1985年	川崎医科大学卒業 同大学形成外科入局
1996年	同大学大学院修了 同大学整形外科，講師
1998年	シンガポール国立大学留学
1999年	川崎医科大学整形外科，講師
2006年	岡山大学形成外科，講師
2013年	同，准教授
2014年	川崎医科大学整形外科，准教授
2015年	同大学手外科・再建整形外科，特任教授

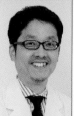

四宮　陸雄
（しのみや　りくお）

2001年	島根医科大学卒業 同大学整形外科入局
2006年	広島大学大学院修了 広島西医療センター整形外科
2008年	松山市民病院整形外科
2010年	広島大学整形外科，医科診療医
2011年	同，助教
2020年	同大学四肢外傷再建学，准教授

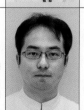

手塚　崇文
（てづか　たかふみ）

2002年	千葉大学卒業 同大学形成外科入局 聖マリア病院，高知大学病院，右田病院などを経て
2020年	千葉大学大学院修了 秋田大学形成外科，助教

林　稔
（はやし　みのる）

2005年	群馬大学卒業 同大学医学部附属病院，研修医
2007年	昭和大学形成外科入局 東京逓信病院 昭和大学病院
2008年	聖マリア病院
2009年	新日鐵八幡記念病院
2010年	太田西ノ内病院 昭和大学病院
2011年	前橋赤十字病院
2012年	横浜労災病院
2013年	昭和大学病院
2014年	前橋赤十字病院
2018年	同，部長
2019年	聖マリア病院 診療部長

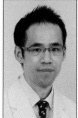

新保　慶輔
（しんぼ　けいすけ）

2004年	広島大学卒業
2006年	神戸大学形成外科
2007年	大阪府済生会中津病院形成外科
2008年	神戸大学形成外科
2009年	高砂市民病院形成外科
2011年	三菱神戸病院形成外科
2012年	広島大学形成外科
2016年	県立広島病院形成外科

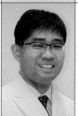

永松　将吾
（ながまつ　しょうご）

1996年	愛媛大学卒業 同皮膚科形成外科診療班入局
2002年	宮本形成外科
2003年	愛媛大学皮膚科形成外科診療班，医員
2008年	静岡がんセンター形成外科
2010年	国立がん研究センター形成外科
2013年	県立広島病院形成外科
2016年	広島大学病院形成外科，助教
2021年	同，診療講師

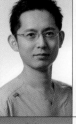

横田　和典
（よこた　かずのり）

1990年	広島大学卒業 同大学病院整形外科入局
1994年	昭和大学形成外科学教室入局
2002年	済生会広島病院形成外科
2003年	広島大学医学部附属病院整形外科形成外科診療班 広島大学病院形成外科
2005年	同，助手
2006年	同，診療講師
2009年	同，診療准教授
2011年	同，教授
2021年	世羅中央病院企業団，企業長

CONTENTS

当直医マニュアル
形成外科医が教える外傷対応

編集／世羅中央病院企業団企業長　横田　和典

◆編集顧問／栗原邦弘　中島龍夫
　　　　　　百束比古　光嶋　勲
◆編集主幹／上田晃一　大慈弥裕之　小川　令

【ペパーズ】
PEPARS No.177/2021.9◆目次

四肢外傷

熱　傷

「PEPARS®」とは Perspective Essential Plastic
Aesthetic Reconstructive Surgery の頭文字よ
り構成される造語．

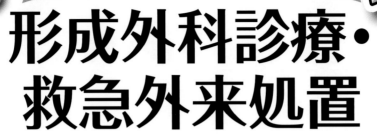

好評

臨床実習で役立つ

形成外科診療・救急外来処置 ビギナーズマニュアル

ー日医大形成外科ではこう学ぶ！ー

編集 小川 令 日本医科大学形成外科主任教授

2021 年 4 月発行　B5 判　オールカラー　定価 7,150 円（本体価格 6,500 円＋税）　306 頁

臨床の現場で活きる診察法から基本的な処置法・手術法を、日医大形成外科の研修法網羅した入門書。各疾患の押さえておくべきポイント・注意事項が箇条書き記述でサッと確認でき、外科系医師にも必ず役立つ一書です。

約 120 問の確認問題で医学生の国家試験対策にもオススメ!

目次

Ⅰ. 外来患者の基本的診察法

1. 病歴の聴取と診察
2. インフォームド・コンセントと写真撮影
3. 患者心理
4. 外傷の診断
5. 炎症性疾患の診断（炎症性粉瘤、蜂窩織炎、陥入爪）
6. 熱傷・凍傷の診断
7. ケロイド・肥厚性瘢痕・瘢痕拘縮の診断
8. 顔面骨骨折の診断
9. 四肢外傷の診断
10. 下肢慢性創傷の診断
11. 褥瘡の診断
12. 体表面の先天異常の診断
13. 体表面の腫瘍の診断
14. 血管腫の診断
15. リンパ浮腫の診断
16. 眼瞼下垂の診断
17. 性同一性障害の診断
18. 美容外科の診断

Ⅱ. 基本的外来処置法

1. 外来・処置の医療経済
2. 洗浄と消毒
3. 局所麻酔と皮膚縫合法
4. 粉瘤や爪処置
5. 慢性創傷処置
6. 創傷被覆材と外用薬・内服薬
7. 四肢外傷処置
8. 熱傷処置
9. ケロイド・肥厚性瘢痕の外来処置
10. リンパ浮腫の外来処置
11. レーザー治療

Ⅲ. 基本的手術法

1. 血管吻合
2. 神経縫合
3. 植皮術
4. W 形成術・Z 形成術
5. 局所皮弁術
6. 遊離皮弁術
7. 軟骨・骨移植
8. 熱傷手術
9. ケロイド・肥厚性瘢痕・瘢痕拘縮手術
10. 顔面骨骨折手術
11. 先天異常顔面骨手術
12. 体表面の先天異常手術
13. 慢性潰瘍手術
14. 頭頚部再建手術
15. 顔面神経麻痺手術
16. 皮膚・軟部腫瘍再建手術
17. 乳房再建手術
    a) インプラントによる乳房再建
    b) 自家組織などによる乳房再建
18. リンパ浮腫手術
19. 眼瞼下垂手術
20. 性同一性障害手術
21. 美容外科手術

内容紹介動画もぜひご覧ください！

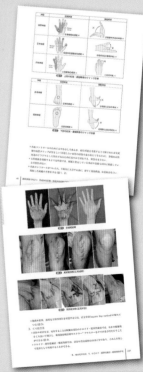

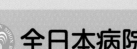 **全日本病院出版会**　〒113-0033 東京都文京区本郷 3-16-4　Tel：03-5689-5989
www.zenniti.com　Fax：03-5689-8030

PEPARS　No.177：1-10，2021

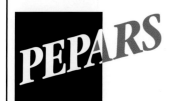

◆特集／当直医マニュアル　形成外科医が教える外傷対応

縫合方法と部位別縫合法

門松　香一*

Key Words：部位別縫合(site-specific suture method)，縫合糸の種類(kind of suture thread)，縫合方法(suture method)

Abstract　初期研修医や形成外科の専攻医でない医師は皮膚の縫合に関して上級医の経験に基づき教育されることが少なくない．しかし，皮膚や粘膜の縫合は様々な縫合法や縫合材料と縫合する部位ごとにその組み合わせを考慮しなければならない．今回，当直医が縫合を行う際にどのような組み合わせで縫合を行ったらよいか迷ったときに一助となるべく解説を行った．

はじめに

　手術や外傷などにおいて，皮膚，皮下，筋膜，筋肉，脈管，腸管，骨の縫合は形成外科医にとってまず十分な理解を深める必要がある基本的手技である．今回，外科系や内科系を問わず当直医や研修医を対象に部位別の縫合方法について解説を行いたいと考える．形成外科を問わず基本的には皮膚であろうが粘膜や腸管，脈管であろうが層を合わせることが基本であるということは言うまでもない．単純に合わせるといっても簡単ではない．厚い皮膚もあれば薄い皮膚，腫脹や欠損などにより緊張の強い皮膚，遊離皮弁など別部位から移動した皮膚の性状に相違がある皮膚，粘膜と皮膚の縫合など様々である．今回，簡単に理解してもらえるように部位別に主な縫合について解説を行うことにする．

基本的な考え方

　縫合の基本は愛護的に行うことにある．深部の骨や内臓，筋肉などの疾患に対する手術が終わった後，最後に皮膚を縫合して手術が終了となるのではあるが，最後の皮膚縫合をいい加減にすると問題が生じて手術全体も失敗に終わることになりかねない．伝統的に教えられてきた縫合のやり方を盲信せず，常に愛護的な縫合を心がけるようにしなくてはならない．しばしば皮膚縫合を形成外科に依頼されることがあるが，決して形成外科医に特殊な技術があるわけではなく前述したように皮膚に過度の緊張がかからないようにしっかり層を合わせて縫合すれば良いだけである．もちろん皮膚にダメージが少ないようにできるだけ縫合の回数は少なくし，縫合糸も細すぎず，特に皮膚表面は閉じるというより合わせるという感覚が大切である．

＊ Koichi KADOMATSU，〒227-0043　横浜市青葉区藤が丘1-3-22　昭和大学形成外科，主任教授

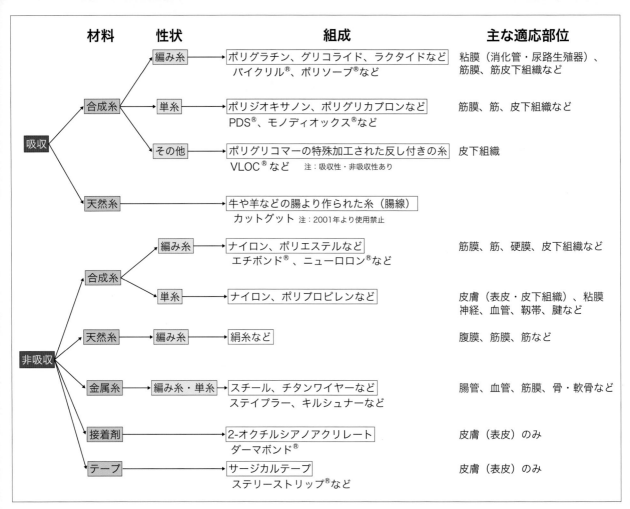

材料	性状	組成	主な適応部位
	編み糸	ポリグラチン、グリコライド、ラクタイドなど バイクリル®、ポリソーブ®など	粘膜（消化管・尿路生殖器）、 筋膜、筋皮下組織など
合成糸	単糸	ポリジオキサノン、ポリグリカプロンなど PDS®、モノディオックス®など	筋膜、筋、皮下組織など
	その他	ポリグリコマーの特殊加工された反し付きの糸 VLOC®など　注：吸収性・非吸収性あり	皮下組織
天然糸		牛や羊などの腸より作られた糸（腸線） カットグット　注：2001年より使用禁止	

吸収

材料	性状	組成	主な適応部位
	編み糸	ナイロン、ポリエステルなど エチボンド®、ニューロロン®など	筋膜、筋、硬膜、皮下組織など
合成糸	単糸	ナイロン、ポリプロピレンなど	皮膚（表皮・皮下組織）、粘膜 神経、血管、靱帯、腱など
天然糸	編み糸	絹糸など	腹膜、筋膜、筋など
金属糸	編み糸・単糸	スチール、チタンワイヤーなど ステイプラー、キルシュナーなど	腸管、血管、筋膜、骨・軟骨など
接着剤		2-オクチルシアノアクリレート ダーマボンド®	皮膚（表皮）のみ
テープ		サージカルテープ ステリーストリップ®など	皮膚（表皮）のみ

非吸収

図 1. 糸の種類と適応部位

縫合糸の種類

　糸の種類を十分に理解している必要がある．図1のように性状や素材により使用するべき部位が異なってくる．

　縫合糸は吸収性縫合糸と非吸収性縫合糸に分類される．吸収性縫合糸は一定期間が経過すると加水分解などで経時的に吸収される．そのために創部を維持する抗張力は徐々に弱くなってくる．非吸収性縫合糸は逆に長期間の抗張力を期待できる．つまり創部の緊張が強い場合や腱や靱帯など力がかかるところでは非吸収性縫合糸が適応となる．ただ，永続的に体内に残るため後日異物反応を起こしたり，皮下組織が薄い場所に使用すると異物感が残存することもある．吸収性縫合糸は加

水分解にて吸収されると前述したが，炎症や感染が強い場所での使用は抗張力も早く弱まってくる可能性がある．

　次に糸の材料であるが合成，天然，金属に分類できるが縫合の代わりに接着剤やテープが補助的に用いられることがある．合成糸はほとんどが石油から合成されるが天然糸のほとんどがシルクである．天然の吸収糸は現在使用されていない．金属製の糸は骨の接合など強い引き締めが必要な場所に用いられたり，皮膚で跡が残りにくい場所や緊急での創閉鎖が必要な場合などにホッチキス様のステイプラーを使用することがある．接着剤の代表的なものにシアノアクリレートがあるが，ある意味熟練が必要である．テープ固定もよく用いられている[2]が，通常のテープより接着が強く糸

表 1. 編み糸と単糸の利点と欠点

	利　点	欠　点
編み糸 (マルチフィラメント) (ブレイド)	• しなやかで滑りにくいため縫合しやすい • 結び目が緩みにくい	• 組織通過時の抵抗がある • 組織反応が強い
単糸 (モノフィラメント)	• 組織通過時の抵抗が小さい • 組織反応が弱い	• コシがあり滑りやすいため縫合しにくい • 結び目が緩みやすい

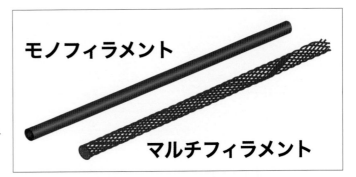

図 2.
単糸(モノフィラメント)と編み糸(マルチフィラメント)の形状

が織り込まれているものでは皮膚の抗張力も安定する.

　糸の性状の相違であるが編み糸(マルチフィラメントまたはブレイド)と単糸(モノフィラメント)が存在する(表1, 図2). 編み糸は糸の表面ででこぼこしているためにしなやかで滑りにくく縫合した後の結び目が緩みにくい反面, 組織に糸を通過させる際に組織との間に抵抗がみられる. 糸に接する組織の面積も増加するために組織反応が強い. したがって編み糸は縫合面の緊張が強く緩むことを避けたい場所や, 組織反応が強いために吸収性の編み糸を粘膜などに用いて自然脱落を期待することもある. 逆に単糸は組織反応や組織通過の際の抵抗が小さいために皮膚表面の縫合に適しており, また組織反応を抑えながらも抗張力を長い間維持したい場合などに用いられることが多い.

縫合方法

　主な縫合方法について解説を行う.
　1. 結節縫合(図3)
　縫合法の基本であり, 単結節で縫合する方法である. 皮膚や皮下組織, 筋膜, 消化管, 脈管など, 幅広く用いられる. この縫合は皮膚, 皮下, 筋膜などのどの部位でも寄せたい方向に真っ直ぐ糸を

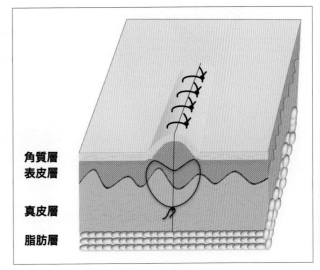

図 3. 結節縫合

（角質層 / 表皮層 / 真皮層 / 脂肪層）

かけることが基本である.
　2. マットレス縫合
　真皮縫合ができない部位や段差になることが予想される厚めの皮膚の縫合に用いられる. 特に手掌や足底に用いられることが多い.
　a. 水平マットレス(図4-a)
　脆弱な組織や緊張の強い創部を寄せる際に用いられる. 単結節に比べて創部が哆開しにくい. しかし, 創部に沿って平行に縫い跡(スーチャーマーク)がついてしまうことがある. 粘膜や瘢痕が残存してもよいところか, 緊張が強い場所に用

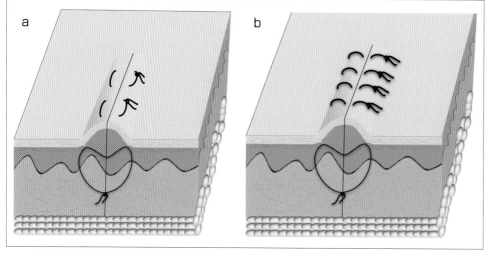

図 4.
a：水平マットレス
　縫合
b：垂直マットレス
　縫合

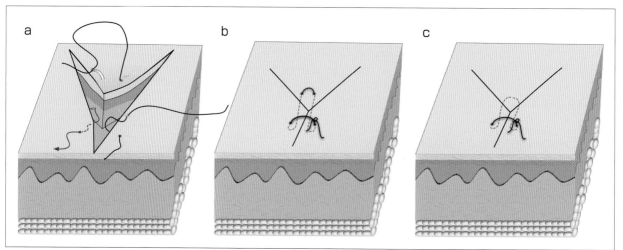

図 5.
a：三角縫合　b：三角縫合縫合後　c：三角縫合で一端を埋没縫合後

いる．

ｂ．垂直マットレス（図 4-b）

創縁に段差が生ずる可能性がある部位に用いられる縫合方法である．皮下の死腔を減ずることができるが，縫合創に垂直方向に線状または点状に瘢痕が残存するために，水平マットレス縫合同様，粘膜や瘢痕が残存してもよいところに使用すべきである．

３．三角縫合（3 点縫合）（図 5-a～c）

Ｔ字またはＹ字などの創部に用いられる縫合である．2 つまたは 3 つの皮弁の先端を 1 点で交わるように縫合固定する時に用いられる．まずＴ字様の創部であれば 2 つの皮弁を寄せて固定する皮膚に，Ｙ字様であれば最も大きな皮弁の皮膚面か

ら糸を通し，次の皮弁は皮下から皮膚面に向かって刺入し皮膚面へ糸を出し，次の皮弁は皮膚面から皮下へ糸を出し，再び最初に通した皮膚の皮下から刺入して縫合する方法であるが，これは水平マットレス縫合の応用である．

４．連続縫合（Running suture）

よく結節縫合に対比して用いられる．基本的には結び目は最初と最後の刺入部のみでよいが，緊張の強い場所や段差が予想される場所には不適切である．しかし，結節縫合に比べて縫合に要する時間も短縮でき，また創部の瘢痕も少ない．もし途中の緩みが気になる場合は途中に片結びを行いそのまま連続縫合を続けていくこともある．

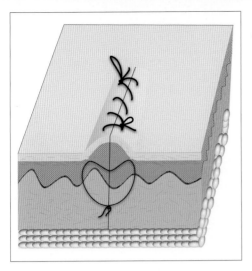

◀図 6.
単純連続縫合

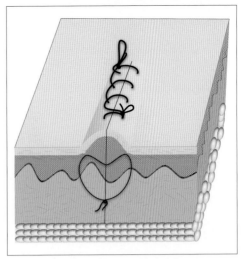

図 7. ▶
かがり縫合

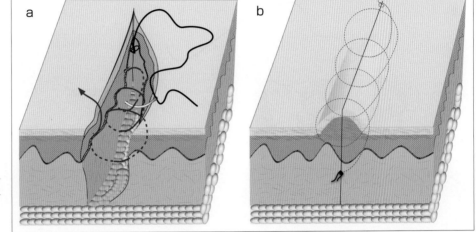

図 8.
a：連続マットレス縫合
b：連続マットレス縫合
　　後

a．単純連続縫合（over and over 法）（図6）

創部の一番端で結節縫合を行うが糸は切らずにそのまま一定の間隔で創縁に垂直に刺入を一定方向に繰り返していく方法である．途中糸が緩むことがあるので緩み具合を調整しながら縫合を続けていくが，助手や自分で糸を通した後にその糸に緊張をかけながら針を刺入して針を抜いた後に緊張をかけていた糸を離すことで途中の糸の緩みをある程度防ぐことができる．ただ緩んだとしても途中の糸を縫合の進行方向に少しずつたぐり寄せるようにして糸の緊張を調整することができる．最後の結節縫合は全ての糸の緊張を十分に確認した上で縫合した方がよい．もし途中で糸が切れた場合はそこで一度結節縫合を行い，同じように続けても良い．皮膚，皮下，脈管（静脈），腸管，腹膜，筋膜などに用いられる．

b．かがり縫合（blanket 法，インターロッキング縫合）（図7）

単純連続縫合に1回の刺入ごとに糸を絡めていく縫合法である．単純連続縫合よりも糸が創面に垂直方向に向かうために緊張の強いところや緩みやすいところに使用する．

c．連続マットレス縫合（連続皮下縫合）（図8-a〜c）

皮膚だけでなく皮下でも水平方向，垂直方向に連続縫合を行うことができる．水平方向の連続縫合は真皮に横波のように縫合していく．途中で緩んだり皮膚がよれて波を打ったようになるので熟練が必要である．また，垂直方向の縫合はスパイラルを描くように真皮に糸をかけていく．真皮縫合を連続で行っていくために，緊張の強い部位では一部の糸が途中で切れてしまうと全てが緩んで

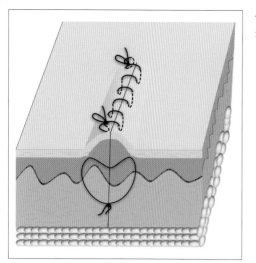

◀図 9.
クッシング縫合

図 10. ▶
ランベール縫合

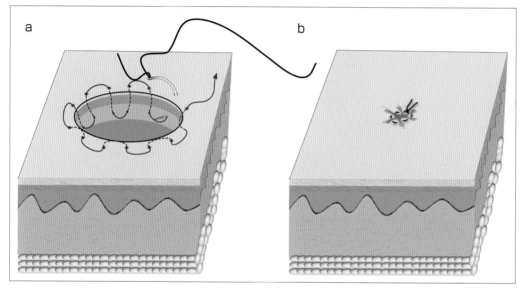

図 11.
a：巾着縫合
b：巾着縫合後

しまうので，皮膚縫合に余計な緊張がかかってしまい，瘢痕を残したり創部が哆開してしまうことがあるので使用には熟練が必要がある.

　d．クッシング縫合[3)9)]（図 9）

　胃や腸管，膀胱の縫合によく用いられている縫合である．漿膜と筋層に水平マットレスを行うように連続縫合を行う．これは消化液や尿による曝露が少ないので結石形成や感染は少ないもののこれだけでは緩んでしまうことがあるため，単独では用いないが，皮膚に用いる場合は創面の段差がある場合に用いると段差を合わせることができる場合がある．形成外科的に用いるとすれば腹膜や筋膜の縫合に使用できると考える.

　e．ランベール縫合[3)9)]（図 10）

　これもクッシングと同様に胃や腸管，膀胱の縫合によく用いられている縫合であるが，目的は創面をインバート（内反）させることが目的である．食道再建の際に漿膜面を内反させておく時に用いる縫合であり，基本的には皮膚縫合には用いることはない.

　6．巾着縫合（タバコ（嚢）縫合）[5)]（図 11）

　腸管などの断端閉鎖に用いられることが多いが，形成外科的にも皮膚，皮下に小さな円形状の皮膚欠損が見られる場合に用いられる．大きな欠損でも欠損範囲を縮小するために用いることもある．小さい欠損であれば瘢痕も目立たないことがある.

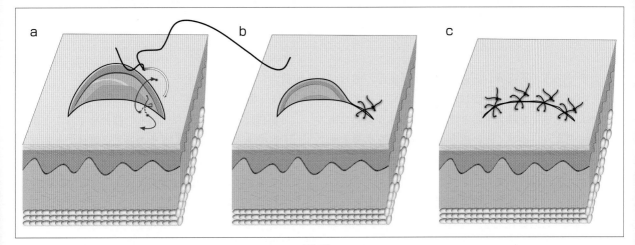

図 12.
a，b：Z縫合　c：Z縫合後

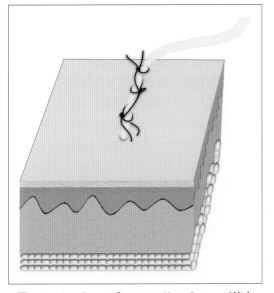

図 13. チャイニーズ・フィンガー・トラップ縫合

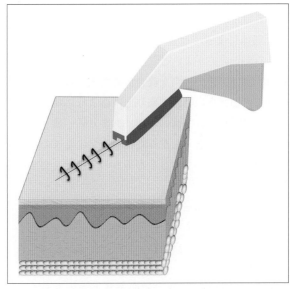

図 14. ステイプラーによる縫合

7．Z縫合（X縫合，8字縫合）[8)11)]（図 12-a〜c）

筋膜や胸膜などに用いられる縫合法であるが，皮膚や皮下，粘膜の縫合にも有用である．特に裂けやすい組織や創面の左右の長さが違う場合に縫合のやり方によってはドッグイヤーを作らずに縫合することも可能である．

8．カテーテルの縫合固定方式：チャイニーズ・フィンガー・トラップ縫合[13)]（図 13）

縫合方法と言うよりドレーンやチューブの固定方法で，中国の指を入れると抜けなくなるおもちゃに由来[13)]しており，それに似たような結び方を行い固定をする方法である．

9．ステイプラーによる縫合[7)]（図 14）

頭皮など縫合による瘢痕が目立たない場所や，植皮（特に網状植皮）等を行った際の固定に用いられる．

部位別縫合法の相違

基本的には創がシワに垂直か平行かで判断するとよい．いずれの方向でも真皮縫合を確実に行う必要があるが，確実というのはしっかり強くということではない．創縁の血行を考慮した上で創縁に過度な圧がかからない程度の抗力で皮下に死腔を作らないように創面を確実に合わせることが重

要である．真皮縫合を過度に行えば創縁の血行が阻害され，少ないと創縁が徐々に開いてしまう．大きく皮下を縫合すると皮下縫合の跡が表面に出てしまう．小さくかけると多くの縫合を必要とするためにかえって血行を阻害して創傷治癒障害が起こる可能性がある．

対して皮膚表面の縫合は創縁を合わせるように「ふわっと」縫合する．どちらかというと，糸が単純に通ることだけでも皮膚縁の高さを合わせることが可能であるため，その開き具合をみてそっと閉じる感覚である．つまり真皮縫合を確実に行っていれば皮膚表面は緩い縫合でも構わない．ただし，部位によっては皮下縫合が必要でない場所や，行わない方がよいところもあるので，その場合は皮膚表面での確実な縫合が必要となる．よく成書に創部は真皮縫合で盛り上げるように縫合するように推奨されてはいるが，あまり強く盛り上げ過ぎるとその盛り上がった創が安定するまでにかなりの時間を要することがあるので注意を要する．

そして，シワに垂直な創はあまり盛り上げず，水平方向は部位によっては軽く盛り上げるか，そのまま盛り上げずに真皮縫合を行うとよい．

1．頭　皮

頭皮は，帽状腱膜まで切開が及んでいるならば，この帽状腱膜をしっかり寄せて結節縫合[1]を行い，頭皮の毛根部分に皮下縫合を行わなくても良いようにしておいてから頭皮をナイロンまたはステイプラー[7]にて縫合する．気をつけなければならないことは毛根に極力糸がかからないように配慮することである．頭皮に限って言えば細かく縫合を行うよりも，少ない縫合で大きくかけると禿髪が少なく良い場合もある．頭皮は血行が良く創面から出血が見られる場合，あまり焼灼などにより止血を過度に行うと禿髪を招き，創が瘢痕化して傷が目立つことがあるので気をつける．

2．顔　面

顔面は部位によって縫合方法を変更しなければならないことがある．以下にそれぞれの部位での縫合について記載する．

a．額　部

額部は基本通りシワに沿った縫合をすることが大切であるが，必ずしもその通りに縫合できるとは限らない．いずれも真皮縫合を確実に行う必要があるが縦方向の創は盛り上げるように真皮縫合を行うと，その盛り上がりが平らになるまで時間を要することがあるため気をつける必要がある．横方向は低年齢であれば少し盛り上げるように縫合した方がよいが，年配の方は盛り上げるように縫合するとその盛り上がりがとれないことがあるために注意を要する．（推奨：真皮5-0吸収糸またはナイロン，表皮5-0または6-0ナイロン）

b．鼻部（鼻尖・鼻翼部，鼻背部）

鼻部は比較的に瘢痕が目立たない部位でもある．特に鼻尖部は皮脂腺が豊富であり皮膚も硬いので真皮縫合が必要でない場合も多い．鼻背は逆に皮膚が薄く柔らかくなるので真皮縫合は必要最小限とする．真皮縫合は盛り上げない．（推奨：鼻尖・鼻翼：5-0ナイロンのみ，鼻背：真皮5-0吸収糸，表皮5-0または6-0ナイロン）

c．眼瞼部

眼瞼部は皮膚がかなり薄いために皮下縫合を行う際は注意を要する．もし行うとすれば細い吸収糸で行うか，皮膚のみを縫合する．真皮縫合は盛り上げない．（推奨：真皮6-0吸収糸，表皮5-0または6-0ナイロン）

d．頬　部

頬部の皮膚はある程度の厚さがあるために真皮縫合は確実に行う．ただし口唇周囲に近づくにつれて鼻唇溝（法令線）やマリオネットライン周囲は強く盛り上げると比較的盛り上がりが消えない．また耳前部も真皮縫合は確実に行ってよいが盛り上げなくても十分術後の瘢痕はきれいになる．（推奨：真皮5-0吸収糸，表皮5-0または6-0ナイロン）

e．耳　部

耳部の皮膚は鼻背と同じような厚さであるが耳輪や耳垂は比較的厚くなる．また耳部全体は比較

的瘢痕が目立たなくなる傾向がある．体質もあるがケロイドや肥厚性瘢痕になることもあるので縫合は注意を要する．耳輪や耳垂は真皮縫合は行わなくてもよいが，他は真皮縫合を行う方がよいと思われる．真皮縫合の際は盛り上げない方がよい．（推奨：耳輪や耳垂：表皮 5-0 または 6-0 ナイロン，その他真皮 5-0 または 6-0 吸収糸，表皮 5-0 または 6-0 ナイロン）

f．口　唇

口唇部の皮膚は可動性があるため，どの方向の切開でも真皮縫合は確実に行った方がよい．ただし赤唇部は口輪筋の深さまで切開されている場合は口輪筋の縫合をしっかり行えば真皮縫合は不要である．あと，赤唇部を含めて口腔内粘膜[12]は真皮縫合は不要である．赤唇と白唇部にまたがる創では確実にその移行部をずれないように縫合することが重要である．この移行部ではしっかり真皮縫合を行うとよいが，わかりづらい場合はナイロンにて境界部を合わせてからその他の皮膚を縫合するとよい．真皮縫合の際は盛り上げない方がよい．（推奨：白唇：表皮 6-0 または 7-0 ナイロン，真皮 5-0 または 6-0 吸収糸，赤唇・口腔粘膜：5-0 ナイロン，5-0 吸収糸（マルチフィラメント））

3．頸部・鎖骨部

頸部の皮膚は真皮縫合を確実に行った方がよい．ただし決して盛り上げないように真皮縫合を行う．（推奨：表皮 5-0 または 6-0 ナイロン，真皮 5-0 または 6-0 吸収糸）

4．肩　部

肩部の皮膚は厚く可動性が高いため，ケロイドや瘢痕になりやすいことを考慮して縫合を行う．真皮縫合は確実にできれば盛り上げて行う．皮膚もあまり細い縫合糸でない方がよい．真皮縫合の際はできる限り盛り上げた方がよい．（推奨：表皮 4-0 または 5-0 ナイロン，真皮 3-0 または 4-0 吸収糸またはナイロン）

5．体幹部

体幹の皮膚は比較的厚いので，真皮縫合だけでなく皮下脂肪層も同時にしっかり縫合しておく方

がよい．胸部正中部や，恥骨部は肥厚性瘢痕やケロイドが発生しやすいので特に真皮縫合など使用する糸の性質や太さを十分に考慮して行う．真皮縫合の際はできる限り盛り上げた方がよい．（推奨：表皮 4-0 または 5-0 ナイロン，真皮 3-0 または 4-0 吸収糸またはナイロン）

6．四肢（関節部および関節部位以外）

四肢は真皮縫合を確実に行う．特に関節（肘，膝）の外側やアキレス腱部はしっかり縫合しておく方がよいし，盛り上げるように真皮縫合を行うことが望ましい．場合によっては関節の可動制限を行う必要がある．皮膚表面は強く縫合を行うと縫合糸痕が目立つことがあるので注意を要する．（推奨：表皮 4-0 または 5-0 ナイロン，真皮 3-0 または 4-0 吸収糸またはナイロン）

7．手・足

手足は手掌や足底部は原則的に真皮縫合を行わない．真皮縫合を行うと異物感が長期間残存する．また，表皮は透明層が存在するために抜糸後創が哆開したように見えることがあるが，透明層下は多くの場合治癒している．また瘢痕が残りにくいので表面の縫合は他部位と違いしっかり縫合する．手背や足背は軽く盛り上げる程度の真皮縫合を行い，皮膚表面は強く締めすぎないように縫合する．指（足）背は皮下縫合はほとんどの場合不要であるが，欠損が見られる場合は真皮縫合を追加する必要がある．（推奨：手掌・足底：表皮 4-0 または 5-0 ナイロン，手背・足背：真皮 5-0 吸収糸および表皮 5-0 ナイロン）

まとめ

今回，皮膚の部位別縫合について，縫合方法および使用する糸について記載した．しかし，基本的な縫合方法以外にも多くの縫合方法が発表されている．その様々な縫合は部位や創部にかかる緊張，縫合する組織においてその特性を考えながら使用していかなければならない．今回記載しなかったテープや接着剤なども今後非常に有効な創閉鎖の材料として発展すると思われる．したがっ

て，今後も縫合方法は進化していくことになると思われる．

本論文について，他者との利益相反はない．

参考文献

1) 末武敬司ほか：頭皮縫合における Galea Suturing 法の有用性．Neurological Surgery(TOKYO). **27**(5)：427-430，1999.

2) 木下行洋：【泌尿器科医に役立つ他科領域の手術・10】縫合法—創瘢痕を目立たなくするために．臨床泌尿器科．**47**(11)：821-825，1993.

3) 前谷俊三：【消化管の創傷治癒】縫合法別にみた消化管創傷治癒．臨床外科．**30**(8)：961-966，1975.

4) 植村研一，牧野博安：【縫合法—反省と再検討】皮膚縫合法—頭部．臨床外科．**30**(9)：1093-1096，1975.

5) 島田信也，小川道雄：【縫合・吻合法のバイブル】Ⅰ．縫合法・吻合法の基本 縫合，縫合止血，吻合のポイント．臨床外科．**53**(11)：10-13，1998.

6) 門田俊夫：【縫合・吻合法のバイブル】Ⅱ．組織別の縫合・吻合法 皮膚，皮下組織の縫合．臨床外科．**53**(11)：34-37，1998.

7) 太田正敏，田島知郎：【縫合・吻合法のバイブル】Ⅱ．組織別の縫合・吻合法 ステイプラーによる皮膚縫合．臨床外科．**53**(11)：38-40，1998.

8) 土屋繁裕，中川　健：【縫合・吻合法のバイブル】Ⅲ．部位(術式)別の縫合・吻合法 肺，胸膜の縫合．臨床外科．**53**(11)：100-104，1998.

9) 須並英二ほか：【「縫合不全!!」を防ぐ】総論 縫合不全を起こさない吻合の基本．臨床外科．**75**(2)：139-144，2020.

10) 森　弘樹：【早わかり縫合・吻合のすべて】2章 部位・組織別の縫合・吻合法 顔面・露出部の皮膚縫合．臨床外科．**75**(11)：48-50，2020.

11) 玉舎輝彦：麻酔と切開 皮膚の切開と縫合．臨床婦人科産科．**49**(6)：678-682，1995.

12) 上石　弘：頭頸部外科に必要な形成外科の基本手技(4)粘膜縫合と移植．耳鼻咽喉科・頭頸部外科．**66**(3)：278-285，1994.

13) 浅野和之ほか：動画でわかる縫合法ガイドブック：外科基本手技をマスターする(第1版)．多川政弘総監修．58-59，インターンズ，2013.

PEPARS No.177：11-16, 2021

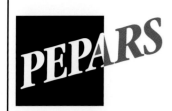

◆特集／当直医マニュアル　形成外科医が教える外傷対応

急性創傷

急性創傷の保存的治療

新保　慶輔*

Key Words：急性創傷(acute wound)，擦過創(abraded wound)，表皮剥離創(epidermolytic wound)，保存的治療(conservative management)，創傷被覆材(wound dressing)

Abstract　　急性創傷の中でも擦過創や表皮剥離層，縫合が困難な広範な創では，創傷被覆材などによる保存的治療が選択される．創傷被覆材は使用材料の違いで分類されており，筆者の施設ではポリウレタンフィルム，ハイドロコロイド，ポリウレタンフォーム，銀含有ハイドロファイバー，アルギネートの5種類を主に使用している．適切な創傷被覆材の使用により，創治癒までの期間の短縮，処置回数の減少や疼痛の軽減が得られることがわかっており，本稿では被覆材の特徴と急性創傷の深達度に応じた被覆材の選択について述べる．

はじめに

急性創傷は受傷機転により，多種多様な分類がなされる．狭義の創傷の分類では，鈍的外力による創傷で擦過創，表皮剥離層，挫(滅)創，挫傷，割創，裂創に分類され，鋭的外力による創傷で刺創，切創，割創，銃創に分類される[1]．急性創傷の治療の原則は，可能な限り早期に創閉鎖を図ることであり，多くの場合，縫合が選択される．しかし，擦過創や表皮剥離層，縫合が困難な広範な創では，創傷被覆材などによる保存的治療が選択される．本稿では，筆者の施設で行っている急性創傷の保存的治療のポイントについて述べる．

主に用いている創傷被覆材

現在，本邦では50を超える創傷被覆材が市販されており，施設によって使用できる創傷被覆材は違ってくる．使用材料の違いから，ポリウレタンフィルム，ポリウレタンフォーム，ハイドロコロイド，ハイドロファイバー，ハイドロポリマー，ハイドロジェル，アルギネート，キチン質に分類することができるが，全ての創傷被覆材を理解して使いこなす必要はないと考えている．以下に，筆者の施設で急性創傷に対して主に用いている5種類の創傷被覆材の特徴[2]~[4]について述べる．

1．ポリウレタンフィルム

ポリウレタンフィルムにアクリル系あるいはビニールエーテル系粘着材をつけたドレッシング材で，微細孔を有するのが特徴である．水蒸気や酸素は透過でき，水分や細菌は透過できないため，創周囲皮膚の浸軟を抑えながら，浸出液を創部に貯留させて湿潤環境を形成することができる．透明な薄いフィルムであるため，創面の状態を確認

＊ Keisuke SHIMBO，〒734-8530　広島市南区宇品神田1丁目5番54号　県立広島病院形成外科

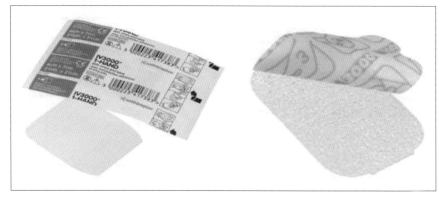

図 1.
IV3000™(スミス・アンド・ネフュー株式会社より許可を得て転載)

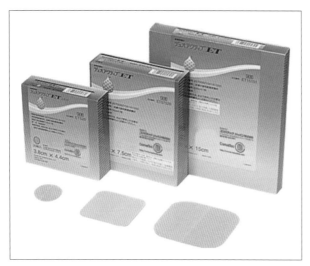

図 2. デュオアクティブ® ET(コンバテックジャパン株式会社より許可を得て転載)

しやすいのが利点であるが,吸収能がないため浸出液が多い創には不適である.新鮮外傷の治療では単独使用より,後述する被覆材の密封用に極めて有用である.筆者の施設では主にIV3000™を用いている(図1).

2. ハイドロコロイド

　外側がポリウレタンフィルムの防水層で,内側が親水性コロイドと疎水性ポリマーからなるシート状の粘着面になっている.親水性コロイドは浸出液を吸収してゲル状となり,創部の湿潤環境を保持する.自重の約2倍の水分を吸収できるが,製品によって配合されるコロイドの種類や量,外層の成分が異なるため,浸出液の吸収能は違ってくる.疎水性ポリマーは粘着性能を有しており,外気中の酸素を遮断するため,毛細血管形成が促進される.欠点として,形成されたゲル状物質が崩壊しやすく,創傷内に残留しやすいことが挙げられる.このような特徴から,浸出液が少ないと予想される創傷(真皮浅層までの擦過創や表皮剥離層)に適した創傷被覆材と考えている.筆者の施設では主にデュオアクティブ® ET を用いている(図2).

3. ポリウレタンフォーム

　ポリウレタンをフォーム状に加工しており,親水性の高いポリエチレングリコールを含有しているため,水分の吸収は速やかで,吸収した水分を逆戻りすることなく保持できる(自重の約10倍の吸収力).また,ハイドロファイバーのようにゲル化しないため,創面に残渣を残さず,非固着性であるため,交換時の疼痛を軽減できる.このような特徴から,浸出液が多いと予想される創傷や交換時の疼痛緩和の目的で小児の創傷に適した創傷被覆材と考えている.筆者の施設では,ハイドロサイト® プラスを主に用いているが(図3),粘着性を付加した製品(ハイドロサイト® AD プラス)や抗菌作用を付加した製品(ハイドロサイト® 銀)などもあり,多様な用途がある.

4. 銀含有ハイドロファイバー

　繊維状のカルボキシメチルセルロースナトリウムのナトリウムイオンを銀イオンで部分的に置換して製した,繊維状のカルボキシメチルセルロースナトリウム銀100%から成る不織布である.自重の約25倍の水分を吸収してゲル化し,水分を線維構造内に直接吸収するので,水分保持能力が高く,ゲル化した際に放出される銀イオンは抗菌スペクトルを持ち,持続的に抗菌性を維持することができる.このような特徴から,深達性があり浸

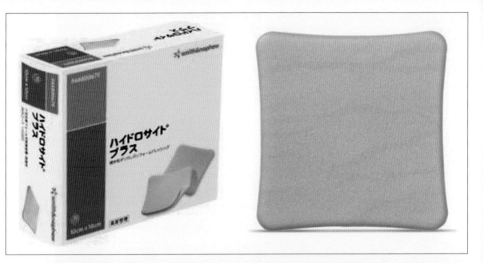

図 3.
ハイドロサイト® プラス(スミス・アンド・ネフュー株式会社より許可を得て転載)

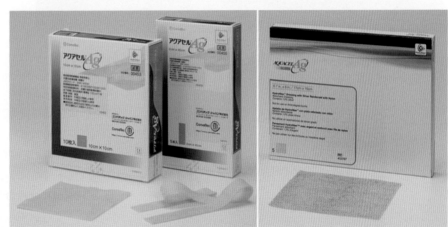

図 4.
アクアセル® Ag とアクアセル® Ag BURN(コンバテック ジャパン株式会社より許可を得て転載)

出液が多くなると予想される創傷や感染が懸念される創傷に適した創傷被覆材と考えている. 筆者の施設では, アクアセル® Ag とアクアセル® Ag BURN を用いている(図4).

5. アルギネート

海草の昆布から抽出されたアルギン酸塩を繊維状にして不織布にしたものである. アルギン酸塩のカルシウムイオンが浸出液中のナトリウムイオンと置換してアルギン酸ナトリウムを形成しゲル化することで, 自重の15〜20倍の水分を吸収することができる. また, 放出されたカルシウムイオンにより, 局所的な止血効果を発揮する. このような特徴から, 深達性があり浸出液が多くなると予想される創傷や出血が多い創傷に適した創傷被覆材と考えている. 筆者の施設ではカルトスタット®を用いている(図5).

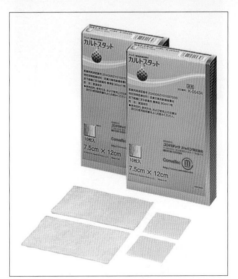

図 5. カルトスタット®(コンバテック ジャパン株式会社より許可を得て転載)

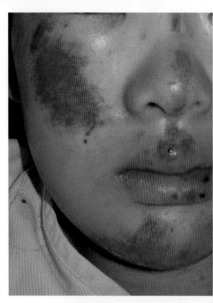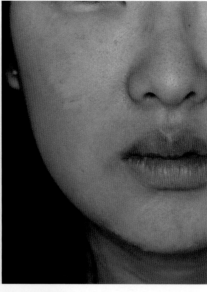

図 6.
症例 1：18 歳，女性．交通外傷に
よる擦過創
　a：受傷時
　b：1 か月後

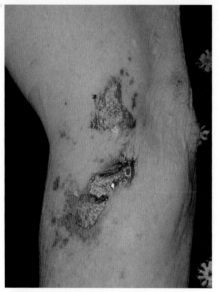

図 7．症例 2：71 歳，女性．転倒によ
る表皮剥離創

創傷被覆材の選択

　創傷被覆材は前述のように異なった様々な特性
をもつため，創傷の状態や患者の活動性によって
選択する必要がある[3)4)]．慢性創傷の場合，浸出液
量や感染・壊死組織・出血の有無，周囲皮膚の状
態などから創傷被覆材を選択することが多い
が[5)]，急性創傷の場合，創部の局所の状態のみな
らず，全身状態を正しく把握したうえで，適切な

創傷被覆材を選択することが重要である．前述の
ように創傷被覆材の対象となる急性創傷として，
擦過創や表皮剥離層，縫合が困難な広範な創など
が挙げられる．保険適用上では，「真皮に至る創傷
用」，「皮下組織に至る創傷用」，「筋・骨に至る創
傷用」の3つに分けられており，初診時の急性創傷
の深達度で選択すべきであるが，「真皮に至る創
傷用」に適応した創傷被覆材の方が吸収できる浸
出液の量が少なく，「皮下組織に至る創傷用」に適
応した創傷被覆材の方が浸出液を吸収する量が多
い[3)4)]．

1．真皮浅層までの創傷

　受傷翌日以降の浸出液量が少ないことが予想さ
れるため，固着性のあるハイドロコロイドなどが
有用である．筆者の施設では，主にデュオアク
ティブ® ET を用いている．

　症例 1：18 歳，女性．交通外傷による擦過創（図
6）

　右頬部を中心にデュオアクティブ® ET を貼付
した．受傷から 1 週間で上皮化している．

　症例 2：71 歳，女性．転倒による表皮剥離創（図
7）

　左肘周囲の表皮剥離創で，挫滅している表皮を
切除してデュオアクティブ® ET を貼付した．受
傷から 2 週間で上皮化している．

14　　　　　　　　　　　PEPARS　No. 177　2021

a | b

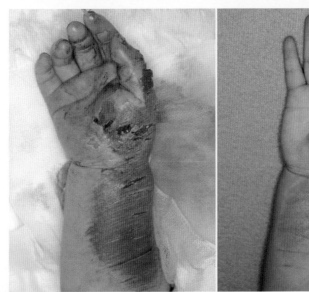

図 8.
症例3：1歳，女性．交通外傷に
よる多発挫創および擦過創
　a：受傷時
　b：1か月後

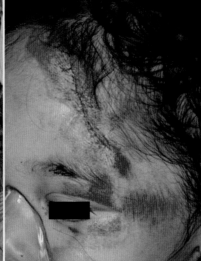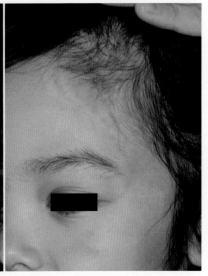

a | b | c 　　図 9. 症例4：6歳，女性．交通外傷による挫滅創及び擦過創
　　　　　　　　a：受傷時
　　　　　　　　b：挫滅創のデブリードマンを行い，縫合後
　　　　　　　　c：6か月後

2．皮下組織までの創傷

　受傷翌日以降に一定以上の浸出液量が予想され
るため，比較的吸収力のある被覆材が必要とな
る．筆者の施設では，ポリウレタンフォーム（ハイ
ドロサイト®プラス）や銀含有ハイドロファイ
バー（アクアセル® Ag もしくはアクアセル® Ag
BURN）を用いている．
　症例3：1歳，女性．交通外傷による多発挫創お
よび擦過創（図8）
　右上肢の多発挫創で，皮下組織に達するものは

可及的に縫合した．残存する擦過創については，骨
折を合併しておりシーネ固定を行う必要があった
ため，アクアセル® Ag BURN を IV3000™を用い
て貼付した．受傷から3週間弱で上皮化している．
　症例4：6歳，女性．交通外傷による挫滅創およ
び擦過創（図9）
　左前額部の挫滅創はデブリードマンを行い縫合
した．残存する擦過創については，ハイドロサイ
ト®プラスを IV3000™を用いて貼付した．受傷か
ら3週間弱で上皮化している．

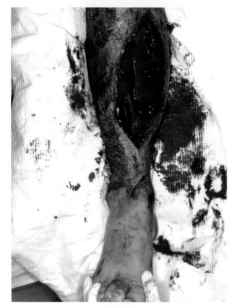

図 10. 症例 5：20 歳，男性．交通外傷による脛
骨腓骨開放骨折（Gustilo ⅢC）

3．皮下組織に達する創傷

受傷翌日以降に相当量の浸出液や出血が予想さ
れるため，吸収力のある被覆材や止血効果がある
被覆材が必要となる．筆者の施設では，銀含有ハ
イドロファイバー（アクアセル® Ag もしくはアク
アセル® Ag BURN）やアルギネート（カルトス
タット®）を用いている．

症例 5：20 歳，男性．交通外傷による脛骨腓骨
開放骨折（Gustilo ⅢC）（図 10）

右下腿の後脛骨動静脈損傷に加え，コンパート
メント症候群を伴っていたため，受傷当日に減張
切開および血管吻合，創外固定を行った．創部か
らの出血が多かったため，カルトスタット®を用
いた．受傷翌日に止血を確認して陰圧閉鎖療法を
行い，1 週間後に fix and flap を行っている．

創傷被覆材の使用期間

適切な創傷被覆材の使用により，創治癒までの

期間の短縮，処置回数の減少や疼痛の軽減が得ら
れる．よって，創が治癒するまで最低限の交換を
行いながら使用するのが望ましいが，患者の活動
性や受傷部位によっては困難な場合がある．例え
ば，外来治療が可能な状態で，受傷部位が顔面や
手指の場合，ある程度創の上皮化が見られれば，
軟膏とガーゼによる処置に切り替えたりすること
もある．創傷被覆材を IV3000™ で密封して洗浄が
可能な状態にし，周囲皮膚の清潔を保つようにし
ているが，長期間の被覆材の保持が困難な部位で
は，柔軟に対応することが重要であると考えてい
る．

まとめ

創傷被覆材は年々進歩してきており，慢性創傷
のみならず急性創傷に対しても非常に有用な治療
材料である．各被覆材の特徴と適応を十分理解し
たうえで使用していくことが重要であると考える．

利益相反：本論文について他者との利益相反はない．

参考文献

1）山本修三：損傷・創傷治癒．新外科学体系　第 8
　巻．出口康夫ほか編．3-16，中山書店，1990．
2）渡辺　成：ドレッシング材の種類と分類．改訂ド
　レッシング　新しい創傷管理．穴澤貞夫ほか編．
　78-83，へるす出版，2005．
3）稲川喜一，森口隆彦：【創傷被覆材—最新の動向
　と使用法のコツ—】創傷被覆材の種類と選択．形
　成外科．**55**：237-246，2012．
4）稲川喜一ほか：【創傷被覆材—私の選択—】創傷被
　覆材の種類と使い方．形成外科．**61**：925-935，
　2018．
5）大慈弥裕之：【創傷管理の新知見】急性創傷と慢性
　創傷における創傷管理の違い．形成外科．**50**：
　523-532，2007．

PEPARS No.177：17-23, 2021

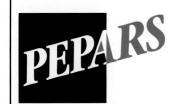

◆特集／当直医マニュアル 形成外科医が教える外傷対応

急性創傷

汚染創への対応

西 建剛*1 髙木誠司*2

Key Words：汚染創（contaminated wound），感染創（infected wound），局所洗浄（local irrigation），デブリードマン（debridement），破傷風（tetanus）

Abstract 我々形成外科医は屋外での外傷による汚染創患者と遭遇する機会が多い．汚染創に対して，適切な治療につき，1. 患者の病歴聴取，2. 創部の評価，3. 麻酔，4. 局所洗浄，5. デブリードマン，6. 縫合もしくは開放創のまま管理の手順を追って紹介した．
また，汚染創が感染創に移行しないように抗菌剤の予防投与を行い，創部の土壌による汚染が著しい場合は破傷風トキソイドの投与も行うことを検討してもよい．

はじめに

屋外で外傷を受けた急性創傷の患者の中でも，汚染創を有するものは特に厳重な注意が必要である．適切な時間に適切な治療がなされずにいると，創傷感染から播種性血管内凝固症候群（DIC），敗血症などの重篤な合併症をきたし，命を落とすこともある．

今回，汚染創の治療について，積極的にやるべきことを中心に述べる．

概 念

外傷などによって，異物や細菌が付着し汚染された創を汚染創と言う．受傷早期（6～8時間以内）は Golden time と称し，細菌の増殖は始まっておらず感染は成立していない．汚染創は細菌が増殖し感染が成立すると感染創となり，炎症や排膿を認めるようになる[1]．一般に感染創には局所細菌が 1×10^6 個/cm^2 以上存在すると言われている．

つまり，Golden time 中に適切な処置を行い異物や壊死組織，血腫を取り除くことができれば，感染創に移行することなく，縫合によって一次閉鎖も可能となる．

まずは汚染創の患者が救急外来を受診したと想定して，治療方針を呈示する．

方 法

1．患者の病歴聴取

外傷の受傷機転，経過時間などを聴取する．この際，基礎疾患や普段内服している処方薬の内容も確認しておく．

2．創部の評価

創の汚染度や異物の確認は極めて重要であるが，加えて創周囲に腫脹はないか，創面の挫滅，組織欠損の有無，創周囲への血流などを確認する．異物の埋入や骨折・腱断裂，神経血管損傷などが疑われる場合，X 線撮影や CT 画像評価での確認を要する．

3．麻 酔

創部の大きさ，全身状態，部位，年齢などを考慮し，全身麻酔，ブロック麻酔，局所麻酔から適切な麻酔法を選択する．

*1 Kengo NISHI, 〒814-0180 福岡市城南区七隈7丁目45-1 福岡大学医学部形成外科，助教
*2 Satoshi TAKAGI, 同，診療教授

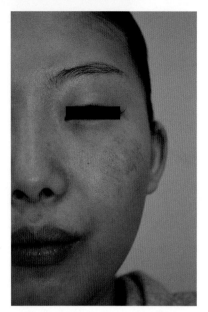

図 1. 左頬部に生じた外傷性刺青

4．局所洗浄

洗浄には生理食塩水を用いた方が肉芽組織のできていない外傷創初期では組織損傷を起こしにくい[2]とあるが，土壌汚染が激しい創傷に対しては，水圧をかけた水道水のシャワーや界面活性剤を併用した方が創の洗浄効果は高くなる．Wesis らによると，生食洗浄群と水道水洗浄群の間で感染率に差はなく，水道水洗浄は安全かつコスト面でもよいとある[3]．

一方，広範囲に局所洗浄を行う際はインターパルスイリゲーション®(STRYKER 社)を使用することもある．

創縁や創内に土壌がこびりついている場合はメスによる切除または歯ブラシなどでブラッシングし，徹底的に創を清浄化させる方がよい．放置された泥などが後日，感染源となったり，外傷性刺青(図1)を残すこともあり，初療の際に念入りに行った方がよい[4]．

5．デブリードマン

壊死に陥ると予測される組織や汚染の著しい組織は積極的に切除するのが望ましい[4]が，どこまで切除すべきかの見極めは非常に難しい．指標として，切開してみて出血のない組織や真皮が圧挫滅し，毛羽立ちを生じている組織は切除しても構わないが，顔面や頚部，手指など比較的血流がよ

いとされている組織は，疑わしきは罰せずの精神で組織を残しておき，後日壊死範囲が確定するのを待ち，二期的にデブリードマンを行ってもよい．いずれにしても若手医師が壊死に陥る組織を初療時に見極めるのは非常に困難であるため，慣れないうちは切除範囲を最小限にとどめておくことをお勧めする．

6．縫合 or 開放創のまま管理

Golden time 内に十分なデブリードマンが済んだ場合にのみ，一次閉鎖が可能と心得た方がよい．

縫合に際しては，なるべく死腔を生じないよう，正確に層々縫合していく[5]．過緊張で縫合されると，創縁の組織が阻血にさらされ，壊死の原因となる．十分な減張が得られない際は一次閉鎖を諦め，開放創として，Wet to dry dressing を行うか，人工真皮などを貼付し，二期的に創閉鎖を行うべきである．汚染が著しい場合や Golden time 中に創処置ができなかった場合も同様である．縫合部の死腔を減じる目的に，ドレーンを留置するのもよいだろう．

感染症対策

1．予防的抗菌剤投与

受傷機転から感染が予想される菌種に応じて投与を検討する．筆者はペニシリン合剤や第一世代セフェム系抗菌剤を予防投与することにしているが，広域の抗菌スペクトラムを持つ抗菌剤を当初使用し，処置中に採取した創部培養の結果を見て，適宜 De-escalation するのが皮膚軟部組織感染症でも一般的な考え方である[6]．

2．破傷風予防

嫌気性グラム陰性桿菌である破傷風菌は，土壌や家畜の消化管内に生息し，深い汚染創より軽い擦過創からの発症が多いとの報告がある．受傷機転に土壌や家畜の糞便との接触がある場合，積極的にトキソイドによる能動免疫を行うべきである．発症が強く危惧されるような場合はヒト破傷風免疫グロブリン(テタノブリン®)による受動免疫も追加する．

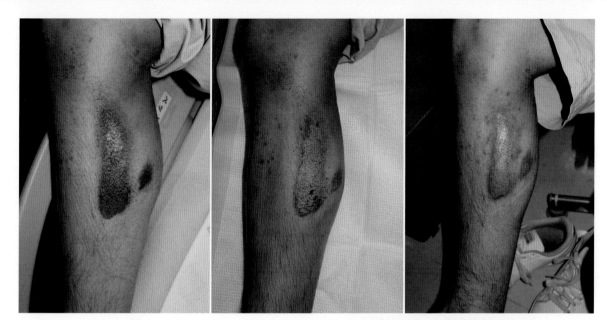

a|b|c

図 2. 症例1：23歳，男性．アスファルトによる汚染のある下腿擦過創

a ：救急搬送時

b ：局所麻酔下(10万倍エピネフリン添加1%リドカイン4倍希釈を40 ml 局注)，歯ブラシを使用しながら，水道水シャワーで洗い流しながら丁寧にアスファルトを除去した．この後，ポリウレタンフォームをドレッシング材として貼付して経過観察した．

c ：受傷より10日後，色素沈着は認めるが，外傷性刺青をきたすことなく，上皮化が完了した．

　破傷風トキソイドの接種方法の具体的なプロトコルとして，沈降破傷風トキソイド0.5 ml を筋肉内投与もしくは皮下投与し，2回目は4〜6週間後，3回目は6〜12か月後に接種する．すでに接種を3回受けている場合，追加免疫は不要であるが，接種後10年を超える場合のみ，破傷風トキソイドの追加免疫を1回行った方がよい[6]．また，American College of Surgeons によると，① 受傷してからの時間が6時間以上であること，② 創の性状が複雑であること，③ 創の深達度が1 cm 以上であること，④ 受傷機転が挫創，刺創，熱傷，凍傷，銃創であること，⑤ 発赤や腫脹，疼痛といった感染徴候があること，⑥ 壊死組織があること，⑦ 土壌，糞便，唾液などの異物があること，⑧ 創部に虚血があること，⑨ 創部の神経障害があること，など9項目の条件を挙げ，このいずれかを満たす場合，破傷風をきたす可能性が高いとしている[7]．

　一方，本邦では定期予防接種(ジフテリア・百日咳・破傷風・不活化ポリオ混合ワクチンやジフテリア・破傷風ワクチン)の対象疾患となっており，発症患者の多くは60歳以上の高齢者である．破傷風予防のために有効な抗毒素抗体価の保有率が若年者では90%以上に保たれているのに対して，45歳以上では40%未満と低く，これが高齢者に多発している原因と考えられる[8]．

　挫創や擦過傷などのような軽微な外傷でも，破傷風を発症したとの症例報告[9)10]も散見されるので，病歴に土壌や家畜の糞便との接触があれば，特に患者が高齢であった際，積極的にワクチン接種を行った方がよいと筆者は考えている．

実際の症例

症例1：23歳，男性

　自転車走行中に側方に転倒し，アスファルトの上に下腿を擦過し受傷，救急搬送された(図2-a)．ただちに局所麻酔下に水道水シャワーと石鹸による洗浄を行い，丁寧に歯ブラシでブラッシングした．深部組織に損傷なく，創部がきれいになったため，ポリウレタンフォームを貼付し，外来経過観察とした(図2-b)．受傷より10日目，創部は外傷性刺青をきたすことなく上皮化した(図2-c)．

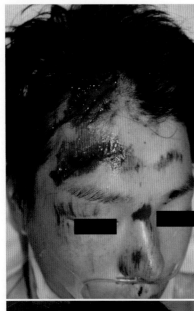
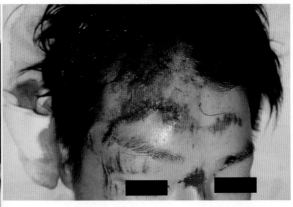

a | b
---
c

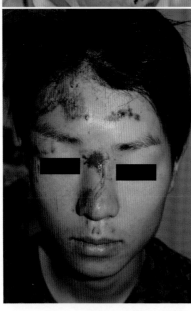

図 3. 症例 2：17 歳, 男性. 土壌による汚染のある顔面挫滅創
a：救急搬送時, 前額部に泥による汚染創を認める.
b：局所麻酔下に生食洗浄し, 可及的なデブリードマンを行った後, 粗めに創部を縫合した.
　ワセリン軟膏塗布にて wet dressing とした.
c：受傷から 1 週間. 局所感染をきたすことなく創の経過は良好であった.

症例 2：17 歳, 男性
　自転車走行中に前のめりに地面の上へ顔面より転倒して顔面に多発挫創を受傷し, 救急搬送された(図 3-a). ただちに局所麻酔下に生理食塩水による洗浄を行い, デブリードマンは最小限にして比較的粗く縫合した(図 3-b). 創部は乾燥しないようにワセリン軟膏で wet dressing とした. 縫合から 1 週間経過したが, 感染徴候などはなく, 創はきれいに閉鎖されている. 同日, 抜糸した(図3-c).

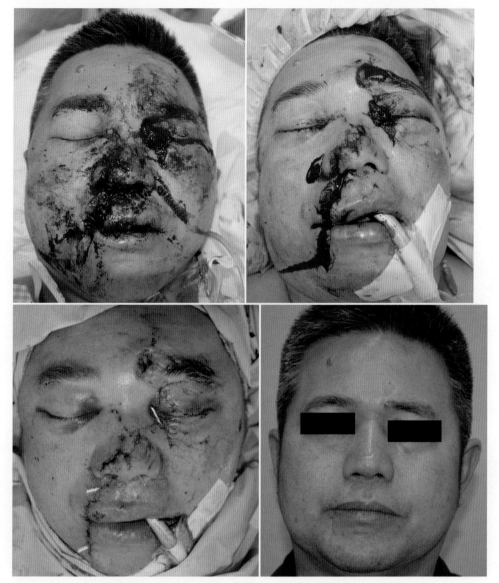

a│b
c│d
図 4. 症例 3：45 歳，男性．バイクと自動車の衝突事故により受傷
a：高度の泥による汚染創と上下眼瞼および口唇に挫滅創を認めた．
b：全身麻酔下にブラッシング洗浄後
c：解剖学的位置に縫合した．
d：受傷後 2 年．瘢痕はきれいに治癒している．

症例 3：45 歳，男性
　バイク走行中に車と衝突し受傷．左眼球破裂と左上眼瞼から下眼瞼にかけてと下口唇に挫滅創を認めた（図 4-a）．全身麻酔下にブラッシング洗浄し（図 4-b），解剖学的位置に戻すよう心掛けながら，比較的粗く縫合した（図 4-c）．受傷から 2 年

経過したが，瘢痕は目立ちにくく，きれいに治癒した（図 4-d）．

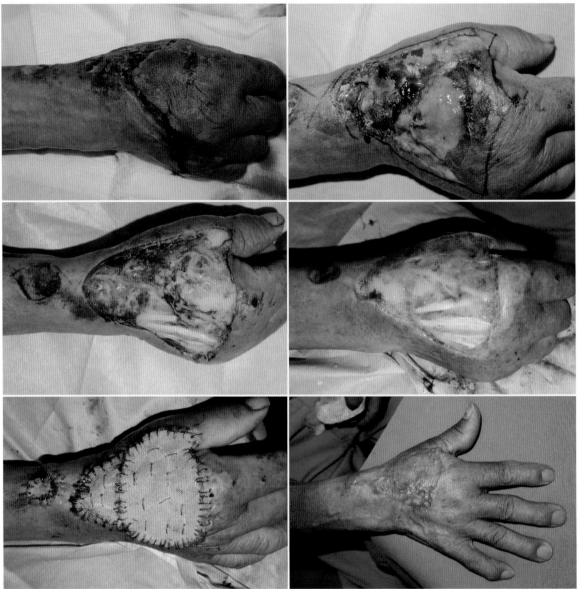

図 5. 症例 4：83 歳，男性．トラクター走行中，用水路に転落して手背か
ら前腕に土壌汚染を伴う挫滅創を受傷

a：受傷より 3 日経過して当科初診．創部洗浄してヨード系軟膏塗布によ
る wet dressing とした．
b：受傷 7 日目．壊死組織がはっきりしてきた．
c：初回デブリードマン．壊死組織を可及的に切除し，伸筋腱の露出を認
めた．術翌日より NPWTi-d を開始した．
d：受傷より 14 日目．2 回目のデブリードマンを行った．
e：大腿部より PAT 組織移植と分層植皮を行った．
f：受傷より 6 か月経過するが，手指の伸展も良好で，創は軽度の肥厚性
瘢痕を認めるも，閉鎖した．

a	b
c	d
e	f

症例 4：83 歳，男性

　トラクター走行中，用水路に転落して手背から前腕に挫滅創を受傷．他科医師により，局所洗浄して弁状創を可及的に元に戻してテーピング固定されていた．受傷より 3 日経過して当科初診したので，洗浄してヨード系軟膏塗布による wet dressing とした(図 5-a)．

　受傷より 7 日目，壊死組織がはっきりしてきた(図 5-b)ので，初回デブリードマン．壊死組織を可及的に切除し，伸筋腱の露出を認めた．術翌日より洗浄付き局所陰圧閉鎖療法を開始した(図 5-c)．受傷より 14 日目．2 回目のデブリードマンを行った(図 5-d)．

　大腿部より筋膜周囲疎性結合組織(PAT)移植と分層植皮を行った(図 5-e)．

　受傷より 6 か月経過するが，手指の伸展制限もなく，創は閉鎖した(図 5-f)．

<利益相反>

本論文について他者との利益相反はない．

<謝　辞>

　本論文を執筆する貴重な機会を与えてくださった，福岡大学医学部形成外科　大慈弥裕之 前教授をはじめ，外傷性刺青の写真を提供してくださった波多江顕子先生に感謝致します．

参考文献

1) 力丸英明，田井良明：I 創処置総論 4. 汚染創，感染創．形成外科．46：S5-S6, 2003.
　Summary　雑誌「形成外科」の増刊号の特集で，汚染創の処置につき，順を追って詳しく説明されている文献．
2) 舘　正弘：3. 創傷処置に用いられる薬剤と創被覆材．形成外科．49：S13-S18, 2006.
　Summary　雑誌「形成外科」の増刊号の特集で，急性創傷に対して薬剤や創傷被覆材の選択につき詳細に記述されている文献．
3) Wesis, E. A., et al.：Water is a safe and effective alternative to sterile normal saline for wound irrigation prior to suturing：a prospective, double-bind, randomised, controlled clinical trial. BMJ Open. 3(1)：e001504, 2013.
　Summary　水道水と生理食塩水での洗浄効果を二重盲検試験で検証した結果，水道水で十分な洗浄効果が得られたと示す文献．
4) 大西　清：1. 創の基本的な取り扱い方 1)挫滅創，汚染創．形成外科．55：S180-S183, 2012.
　Summary　雑誌「形成外科」の増刊号の特集で研修医・外科系医師向けに形成外科の基本手技を詳細に記述されている文献．
5) 小川　令：【ケロイド・肥厚性瘢痕の治療—我が施設(私)のこだわり—】<外科的治療編>ケロイド・肥厚性瘢痕に対する外科的治療のトピックと今後の展開．PEPARS. 117：48-56, 2016.
　Summary　本誌のケロイド・肥厚性瘢痕の治療特集で外科的治療につき，減張縫合の重要性を述べている文献．
6) 鈴木裕一，山本有平：1. 汚染創のデブリードマンと創処置のコツ．形成外科．47：S17-S22, 2004.
　Summary　破傷風予防の重要性につき，形成外科医の視点から述べられている文献．
7) Peter, G.：Red Book：Report of Committee on Infectious Diseases, 23rd ed. Elk Grove Village, American Academy of Pediatrics, 1994.
　Summary　米国における破傷風のガイドライン．Web 上でもアクセスでき，コンパクトにまとまっている．
8) 山根一和：【ワクチンのすべて—診療のための使い方・選び方—】破傷風とその予防．MB Derma. 260：61-66, 2017.
　Summary　ワクチンの重要性につき詳記されている文献．東日本大震災以降増加傾向にある破傷風の危険性につき警鐘を鳴らしている．
9) 石部頼子，佐藤光太朗：指の挫創により発症した重症破傷風の 1 例．日手会誌．32：261, 2018.
10) 林田健志ほか：切断指再接合術後に生じた破傷風の 1 例．日形会誌．32：696, 2012.

PEPARS No.177：24-29, 2021

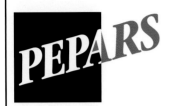

急性創傷

獣咬傷

田邉　毅*¹　米満弘一郎*²

Key Words：感染(infection)，洗浄(wash)，狂犬病ワクチン(rabies vaccine)

Abstract　近年，特に都市部では屋内飼育が多くなっている影響で，獣咬傷は救急外来において，頻度の低くない外傷である．顔面，軟部組織損傷などに注意が向いてしまいがちであるが，程度に関わらず，初期治療がその後の創感染に大きく影響する．科に関わらず基本的な対処法を知っておくべきである．しかし，残念なことに今日初期治療で行われることは，創部の消毒，抗生剤の投与，破傷風予防接種であることが多くを占めていると思われる．これらは初期治療において感染予防に有効であるというエビデンスがないということがほとんど知られていない．現実に，救急受診され，消毒，抗生剤を処方されただけの患者が，数日後に創部からの排膿を認めて受診することは珍しいことではない．エビデンスがあり有効とされているのは，創の大きさに関わらず創内部の十分な洗浄を行うことであることを認識すべきである．古くから行われていることであるためか，最近は軽視されてきているように感じるが，すべての創傷を伴う外傷初期治療において洗浄を行うことは基本事項と言える．

はじめに

　獣咬傷とは，犬，猫，ヒトなど動物に咬まれたことによる外傷のことを指す．ここでは，当直中に遭遇することを想定して，犬猫だけでなく，地域による偏りがあると思われるが，蛇や有毒魚，蜂についての初期治療についても触れていきたい．

犬，猫

　獣咬傷で最も遭遇すると思われるのは，飼育している犬猫などによるものであり，多くの場合は，数か所の歯牙による皮膚損傷から唾液が侵入することによる，口腔内常在菌の創感染が問題になる．

*¹ Tsuyoshi TANABE, 〒860-8518　熊本市北区山室 6-8-1　熊本機能病院形成外科，部長
*² Kouichirou YONEMITSU, 同病院救急センター，センター長

＜治療方針＞

　創感染を起こすかどうかは，初期治療が大きな要因となる．創部を十分に洗浄し，デブリードマンをすることが基本となる．洗浄は水道水で十分であり，石鹸を使用して洗浄することが推奨されている[1]．いわゆる消毒液を創面に塗布するような行為は組織損傷を起こすだけで感染予防になっていない．受傷当日から予防的な抗生剤投与も，創感染を予防できるエビデンスはない．つまり，感染予防に有効であるのは，受傷早期の十分な創洗浄であることを忘れてはならない．

　小さい犬種や猫の場合，歯牙が細いことにより，創が小さいことが多く，場合によっては切開を加え，内部を十分にデブリードマン，洗浄することが必要である．また，ヒト口咬傷の場合，指が多い傾向にあり，MP，PIP 関節まで創が達していないか注意する必要がある．しかし，それでも感染を起こした場合は，まず，犬，猫の口腔内常在菌による感染を疑うことになる．そして，念頭

に置くべき感染症として，Pasturella 属菌による感染症がある．これに感染すると数時間から 2 日ほどで腫脹，疼痛が出現し，排膿を認めるようになる．通常ペニシリン系に感受性があり，アンピシリンなどが第 1 選択で，第 2，3 世代セフェムなども使用される．次に Capnocytphaga 属菌の感染があり，*Capnocytphaga canimorsus* の場合が多い．これに感染すると 8 割以上が敗血症に至ると報告されている．受傷した部位はあまり炎症，感染所見はなく，治癒していることもあり，問診での動物接触の有無が重要となる．受傷後，数日の潜伏期を経て全身症状が出現する．抗生剤としては，β-ラクタマーゼ阻害薬配合ペニシリン，第 3 世代セフェム，ニューキノロン，カルバペネムが有効とされている[2]．しかしながら，広域スペクトルの抗生剤を応急的に使用したとしても，動物によっては口腔内には稀な嫌気性細菌がいる場合があり，幼児，高齢者などでは，敗血症などの重症化の可能性もあるため，創培養を行うことが有用である．その結果で抗生剤を再度選択する必要がある．次に，創部が泥などで汚染されている，あるいは野外飼育の犬猫に咬まれた，あるいは野ネズミなどに咬まれた時に考慮する感染症に破傷風がある．破傷風は嫌気性の破傷風菌によるもので，神経毒であるテタノスパスミンにより口があきづらい，つばが飲み込めないなどの症状から，重症化すると全身強直性けいれんを引き起こすものである．破傷風抗毒素抗体価は 10 年で発症予防レベルを下回るとされており，最終の接種から 10 年以上経過している場合は接種の必要性があると言える．しかしながら，本邦においてどのような場合に破傷風追加免疫の必要性があるのかに明確な基準はない．American College of Surgeons の基準では，受傷後時間が経っている，異物がある，感染している，壊死がある，深さが 1 cm を超える，神経損傷，組織虚血がある外傷は，破傷風感染を引き起こす可能性が高いとされている．獣咬傷における破傷風トキソイド接種の明確なエビデンスはなく，感染した場合，重篤になることを勘

案して接種することが多くなっている．

犬猫に咬まれた場合，最も死亡率の高い感染症は狂犬病である．現在でも発症後の死亡率はほぼ 100％であり，発症前のワクチン接種しか救命手段はないと考えてよい．日本では 1956 年以降，狂犬病の国内曝露による発症はない．しかしながら，東南アジア，中国，インドなどでは依然として多く，コウモリ，アライグマなどからも感染するため，国外から持ち込まれる危険性がないとは言えない．狂犬病予防接種歴不明の動物に咬まれ，深い創，複数の創の場合，予防接種とともに狂犬病γグロブリン投与まで必要とされるが，我が国では製造されておらず，外国の製品も常備されている状況ではないため，狂犬病ワクチン接種を行うこととなる．その時，重要となるのは，咬んだ動物の観察である．万が一，10 日以内に観察対象の動物が死んだ場合は，狂犬病の可能性が高く，剖検により狂犬病の確定診断が必要である．狂犬病の疑いが発生している時は狂犬病ワクチン接種を行うと同時に，保健所に通報することを怠ってはならない．10 日以上，観察対象動物が生存している場合は，狂犬病の危険性はなく，狂犬病予防接種は中止できる．問題となるのは国外の流行地で曝露され帰国された場合で，2006 年に国外で曝露され帰国後死亡例が報告されている．東南アジア，アフリカなど流行地で曝露され，海外ですでに予防接種が開始されている場合は，帰国後に追加予防接種が必要である．接種間隔は咬まれた日から 3 日，7 日，14 日，30（28）日後に接種する．海外に行く前に予防的に接種することは，国内ではワクチンの在庫も少ないため推奨できないが，行う場合は WHO 方式が短期間で完了でき，0-7-28 日で接種する．途中で中断してしまうと，意味がなくなってしまうので注意する必要がある[3]．またヒト咬傷の場合は HIV 感染に留意する必要がある．加害者の血液検査を行うことが必要となる．

獣咬傷の場合，基本的には洗浄後，ドレナージ環境を保つこととされている．洗浄，デブリード

マン後，縫合しドレーン留置することで感染を予防できるという意見もあるが，明確なエビデンスがあるとまでは言えない．一次縫合するかどうかは，顔面などの場合に問題になると思われる．整容的観点から一次縫合すべきで，十分に洗浄，デブリードマンを行えば感染率は低いとの意見はあるが[4)5)]，一次縫合しても感染率に有意差がないというエビデンスはない．一次縫合後に感染，あるいは敗血症を発症した報告もある．十分な洗浄，デブリードマンを行ったとしても，一次縫合では，感染可能性が高いことを十分留意，説明すべきで，感染を疑う場合は躊躇することなく抜糸，開放，創洗浄を行うべきである．しかし症例によって感染のリスクと組織を温存することの判断を迫られる場面がある．鼻，口唇，眼瞼，耳介などの損傷の場合である．その中でも幼少児の場合，顔面が低い位置にあり，顔面組織を受傷する可能性が高い．部位や大きさによっては，再建よりも，自己組織の方が良好な外観を保つことが多い．十分に洗浄するとともに，可能な限り温存することが必要と考える．可能性があれば，血管吻合による再接着も考慮すべきと思われる．鼻の再接着，口唇の再接着の報告があるが[3)]，ほとんどが動脈のみ吻合し，ドレナージはメディカルリーチや抗凝固剤を使用しているため，輸血を要する例がほとんどである．手技・管理は容易ではなく，施設により考慮する．近年報告された症例もすべて容易ではない状態のものばかりで，再接着可能な状態のものはかなり少ないと思われる．血管吻合可能な血管が確認できる状態の耳介の大部分など再建困難な部位の損傷の場合には，成功した時の恩恵は大きく[4)5)]，可能であるならば，行った方がよいと言える．しかしながら，出血，年齢など，術後管理を考慮する必要があり，施設の機材，ICU などの設備，スタッフの要因を無視することはできず，どこの施設でも可能な治療法であるとは言えない．

また，大型犬や熊による受傷では，極めて力が強く，頭頸部に受傷することが多く，頭蓋内損傷，頸髄損傷の可能性とともに大量出血をきたすことがあり，気道管理を含めた全身管理が必要となることが多い．骨折などの治療とともに組織欠損の程度に応じて，皮弁形成や植皮などで再建していく必要がある[13)]．

蜂

ハチ毒には，毒自体による用量依存性の直接作用と，過去に感作されたことによるアレルギー性反応がある．直接作用は，1日で消失する．大量にさされた場合は危険であるが，そのような場合，外用薬だけでは不十分である．主に問題となるのは，アナフィラキシーショックである．

＜治療方針＞

アナフィラキシーショックになるかどうかの判断には，IgE RAST の緊急検査が有用とされている[14)]．アナフィラキシーショック治療の第1選択はアドレナリン（エピペン）投与である．アシナガバチはスズメバチと共通抗原性があり，それによりアナフィラキシーショックを起こす可能性を忘れてはならない．また小児では症状がわかりづらく，初期に軽症と判断してしまう可能性があり，注意する必要がある[15)]．

蛇

毒性の強いハブなどは早急に抗血清を使用する必要があるが，沖縄，奄美地方以外では，マムシなどの蛇咬傷が問題になると思われる．夜行性であることから，夕方から夜間の当直帯での受診が多くなると思われる．

＜治療方針＞

マムシに咬まれると，2つの牙痕が約1cmの間隔で並ぶのが特徴である．しかし牙痕は決定的な蛇の種類の鑑別にはならないため，2つないからと言って，マムシでないとは言えない．咬まれると，直後から局所の疼痛，20～30分後から腫脹が出現し中枢側に拡大する．局所症状はマムシ毒の注入量を反映していると言われ，腫脹の進行度で重症度を判断する．腫脹部位をマーキングし，周

表 1.

	局所症状
Grade Ⅰ	咬まれた局所の腫脹のみ
Grade Ⅱ	隣接関節までの腫脹
Grade Ⅲ	2 関節までの腫脹
Grade Ⅳ	1 肢全体の腫脹
Grade Ⅴ	体幹に及ぶ腫脹

径の測定を経時的に行い Grade を判定することなどが望ましい(表 1). また,全身症状は,マムシ毒の全身への波及により起こり,全身症状が認められれば Grade Ⅴ となる. 全身症状は主に外眼筋麻痺,動眼神経麻痺による複視,血小板凝集による血小板減少を認め,消化管出血など,全身出血をきたすが,フィブリノーゲンの低下や FDP 上昇は起こらないため,DIC との鑑別が必要である.

マムシ咬傷にはエビデンスのある治療法がなく,治療に対するフローチャートなども各地域で作られたものを参考に行われているのが現状である. 以前は,受傷初期に毒の排泄のための咬傷部切開,切開吸引,あるいは乱切は排出効果が十分あるとは言えず,組織損傷,治癒遷延をさせるだけという指摘もある[16].

マムシ抗毒素血清を使用するかどうかが問題になるが,抗毒素血清は異種蛋白でありアナフィラキシーショックが 5%,血清病が 10〜20% 起こるとされているため,使用に際しては副作用についての十分な説明と同意書の作成が必要と思われる. 投与基準は Grade Ⅲ 以上とされており,受傷後 6 時間以内が有効とされ,24 時間経過すると効果はないとされているが,24 時間以降でも効果があったとする報告もある. マムシ抗毒素血清は 6,000 単位を点滴静注し,小児でも成人と同量投与となっている. アナフィラキシーショック予防のためステロイド併用が推奨されているが,同時にアナフィラキシーショックに対応する準備はする必要がある. マムシ抗毒素血清については,効果を疑問視する意見も有効とする報告もあり,判断が難しい. しかしながら近年,抗毒素血清の使用の遅れによる医療裁判の敗訴の判例もあることから,受傷後 6 時間以内の投与が有効であることを考慮して検討することになると思われる. 次に,セファランチンが使用されることが多いと思われる. セファランチンは赤血球や肥満細胞などの細胞膜を安定化し毒素の作用を受けにくくするとされているものであるが,その有効性のエビデンスはない. 使用する場合は 10 mg を静注で連日腫脹が改善するまで行う. マムシ咬傷での主な死因は急性腎不全であり,筋融解によるミオグロビン血症による急性尿細管壊死,血管透過性亢進からの循環血液量の減少によると考えられている. 予防には輸液による尿量の保持であり,0.5 ml/kg/hr 以上の尿量維持が必要である. 血液検査では CK 値が指標になり 15,000〜20,000 IU/l で腎不全の危険性が高いとされているが,5,000 IU/l 程度でも発症することがあり腎臓内科などへのコンサルトが望ましい[16)17)].

有毒魚

ゴンズイ,エイ,カツオノエボシなどのクラゲ,奄美大島以南に生息するハブクラゲ,オニダルマオコゼなどが挙げられるが,ここでは危険性の高いエイと診る可能性が高いクラゲについて取り上げる.

1. エイ

死亡例があるのはアカエイなどで,毒棘は長く深部まで到達し,棘を引き抜く際,毒腺が創内に残存する. 毒は蛋白毒で,周囲組織の壊死を引き

起こす．重症例では，嘔吐，めまい，振戦，痙攣，呼吸困難，不整脈，血圧低下などが認められ，全身症状に対する対処が必要となる．

＜治療方針＞

応急処置として，受傷部位の挙上，中枢側での駆血，毒棘の除去と，創内に残った棘や外皮などの異物を取り除くこと，30～90分間，43℃程度のお湯に患部をつけ，速やかに搬送することである．治療としては，止血，除痛のためアドレナリンを含まないキシロカインの局注を行い，全身的な疼痛には，合成オピオイド鎮痛薬を使用してもよい．棘や外皮鞘など残さないよう十分にデブリードマンを行い洗浄する．2次感染予防には海水であることを考慮してブドウ球菌，溶連菌，ビブリオを想定する必要がある．ショックなどの全身症状の対処も考慮する必要がある[18]．

2．クラゲ

沖縄，奄美地方に分布するアンドンクラゲ，ハブクラゲと本州でも確認されるカツオノエボシなどがある

＜治療方針＞

刺されたら付着している刺胞をとる必要があるが，物理的刺激で毒が注入される可能性があるため鑷子で丁寧に除去する必要がある．受傷現場に道具がない場合は無理に除去しようとせず海水で洗い，物理的刺激を避けるため包帯や絆創膏などを貼らないようにする必要がある．毒性が強い種類や広範囲に受傷した場合，十数分でショック症状を生じることがあるため，受傷現場でのアドレナリン注射などショックへの対応が必要である．異物が除去できたら43℃くらいのお湯に患部を約30分つける．その後，腫脹が生じてきたらステロイドの塗布，痛みに対しては鎮痛剤の投与など，対症療法となる．2次感染としては，ブドウ球菌やビブリオなどに注意する必要がある．アンドンクラゲなどハブクラゲ類の刺胞の除去にはお酢が有効であるが，他の種類には有効性は不明であるので種類がわからない時は安易に用いてはならない．また，遅発性の変化として組織障害性の

毒であるため，創縁の壊死をきたすこともあり，数日後に壊死の除去などの治療が必要になることもある[19]．

参考文献

1) Thomas, N., Brook, I.：Animal bite-associated infections：microbiology and treatment. Expert Rev Anti Infect Ther. **9**：215-226, 2011.
   Summary　初期治療について狂犬病を中心に記載．
2) 南本俊之ほか：当院における犬咬傷・猫咬傷に関して．函医誌．**42**：50-53, 2018.
3) 宮津光伸ほか：狂犬病ワクチンの暴露後接種について．日渡航医会誌．**7**：35-39, 2013.
   Summary　日本の現状と狂犬病予防接種の具体的方法について記載．
4) 京谷樹子ほか：手部動物咬傷の検討．日形会誌．**27**：7-12, 2007.
5) 三輪啓之ほか：深部組織にいたる手部咬創の手術的治療経験．日手会誌．**24**：1186-1190, 2008.
6) Kesting, M. R., et al.：Animal bite injuries to the head：132 cases. Br J Oral Maxillofac Surg. **44**：235-239, 2006.
7) Wolff, K. D.：Management of animal bite injuries of the face：experience with 94 patients. J Oral Maxillofac Surg. **56**：838-843；discussion 843-844, 1998.
8) 古賀美穂子ほか：犬咬傷後 Capnocytophaga canimorsus により敗血症に陥った一症例．日手会誌．**27**：312-315, 2010.
9) 藤井裕子ほか：深部組織にいたる手部咬創の手術経験．日骨・関節感染．**24**：131-134, 2011.
10) Tajima, S., et al.：Successful replantation of a bitten-off nose by microvascular anastomosis. Microsurgery. **10**：5-7, 1989.
11) Taylor, H. O., Andrews, B.：Lip replantation and delayed inset after a dog bite：a case report and literature review. Microsurgery. **29**：657-661, 2009.
12) Marík, V., Kurial, P.：Successful replantation of a completely amputated ear on a child. Acta Chir Plast. **54**：19-22, 2012.
13) 鈴木真輔ほか：クマによる顔面外傷13例の検討．頭頸部外科．**28**：183-190, 2018.
   Summary　地域性はあるがクマによる損傷の注意点．

14）夏秋　優：ハチアレルギーと救急対応．アレル
　　ギー・免疫．**17**：1384-1389，2010．
　　Summary　蜂に刺された際の基本対応について．

15）平田淳一：ハチに刺された！．EMERGENCY
　　CARE．**26**：978-981，2013．

16）米田雅臣ほか：マムシ咬傷の5例と治療法の検
　　討．日小医会報．**54**：197-201，2017．
　　Summary　マムシに咬まれた際の小児に対する
　　治療．

17）神　可代ほか：当科で経験したマムシ咬傷26例
　　の臨床的検討．皮膚病診療．**41**：608-613，2019．

Summary　マムシに咬まれた際の一般的治療方
針．

18）佐藤浩信：【夏前に知りたい！夏の生き物による
　　疾患の perfect cure】有毒魚による刺症．MB
　　Derma．**270**：22-28，2018．
　　Summary　ゴンズイ，エイ，オニダルマオコゼな
　　ど有毒魚の治療法の解説．

19）小濱正博：【夏前に知りたい！夏の生き物による
　　疾患の perfect cure】海洋生物刺咬症．MB
　　Derma．**270**：29-39，2018．
　　Summary　クラゲの治療についての解説．

PEPARS No.177：30-39, 2021

◆特集／当直医マニュアル　形成外科医が教える外傷対応

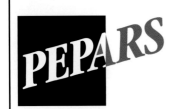

急性創傷

大規模災害時の創傷治療

永松　将吾*

Key Words：大規模災害(large-scale disaster)，自然災害(natural disaster)，線状降水帯(linear rainband)，災害医療(disaster medicine)，コンパートメント症候群(compartment syndrome)，創傷処置(wound care)，post-traumatic stress disorder；PTSD

Abstract　地震，津波，水害，土砂災害など，大規模災害の報告が近年増加しているが，形成外科医が実際にその急性期に対応する機会は限られる．実際の現場で形成外科として求められたこと，行ったこと，問題点・反省点を，実際の症例を挙げて解説する．
　形成外科医は全身あらゆる部位・種類の外傷，創傷処置，創閉鎖法，創治癒後の瘢痕や瘢痕拘縮の治療に精通しており，チーム医療にも慣れ親しんでいる．災害医療においてもその専門性を発揮することは可能である．

はじめに

　近年，国内において地震や津波，台風による水害や豪雨による土砂災害などのニュースを目にする機会が増えている．災害による被災患者の治療にあたる機会は稀であるが，いざという時の心構えは有用である．今回，このような現場で形成外科医に出来ることは何か，実際の経験を通して得られた知見を述べる．

大規模災害と創傷，形成外科医の役割

　被災者生活再建支援法によれば，自然災害とは，「暴風，豪雨，豪雪，洪水，高潮，地震，津波，噴火その他の異常な自然現象により生ずる被害」を指す[1]．大規模災害とはこれらが広範囲に甚大な被害を及ぼした状態であり，自然災害以外にも戦争，列車，航空機事故などの人為災害も含めると，実に様々な種類がある．1995年の阪神・淡

路大震災，2011年の東日本大震災以降，災害医療に関する報告は散見されるが，急性期は救命救急科や整形外科，脳神経外科，慢性期は内科や精神科による診療が中心である[2]~[6]．本稿では土砂災害を例に形成外科として取り組むべき特徴的な創傷につき述べる．

　大規模な土砂災害が住宅地付近に発生すると，土砂崩れによる家屋の倒壊が起こる．被災者は土砂や瓦礫に直接巻き込まれて骨折や打撲，挫滅創，擦過創を負い，なおかつ身体の複数部位を同時に受傷する．さらに創内に異物や土砂が混入することが多く，これらはのちの創部感染・難治の原因となる．

　また屋外への脱出が遅れ，身体の一部を長時間挟まれた後に救助される場合もある．この状況であれば，コンパートメント症候群の発症に注意が必要である[1]．緊急の筋膜切開を要することがあり，その際には通常，創部の二期的な閉鎖を必要とする．

　ちなみに，地震の場合，発生した時間帯が就寝中であれば，被災者には脊椎，骨盤骨折が多かったと報告されている．また，地震後の火災や火山

＊ Shogo NAGAMATSU, 〒734-8551　広島市南区霞 1-2-3　広島大学病院形成外科，診療講師

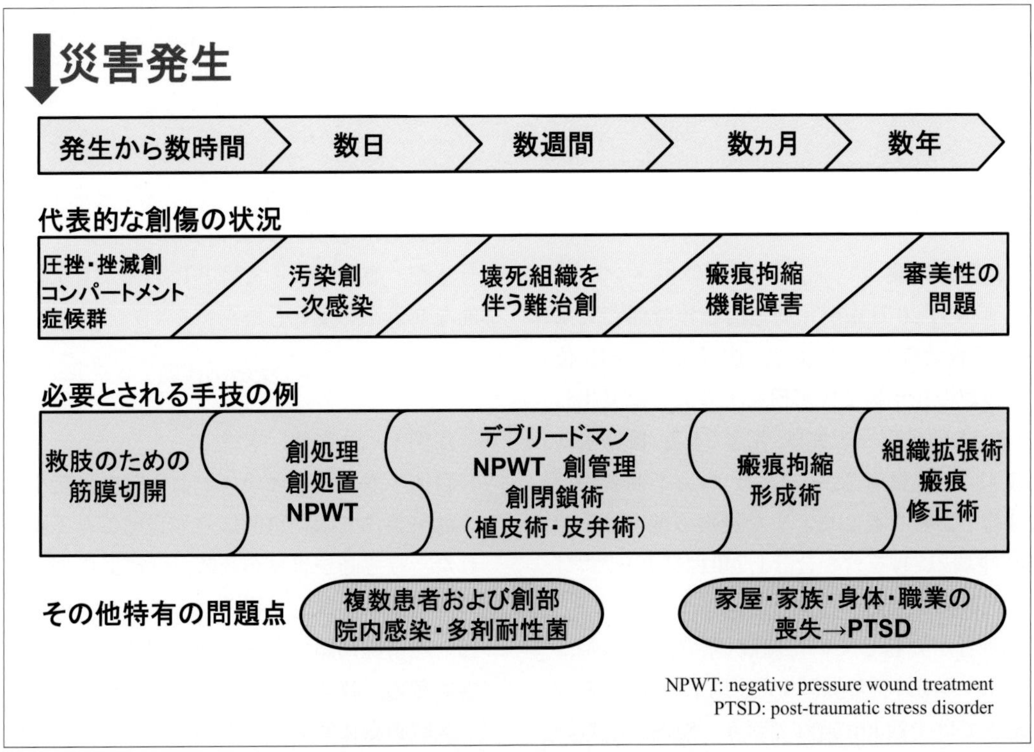

災害発生

| 発生から数時間 | 数日 | 数週間 | 数ヵ月 | 数年 |

代表的な創傷の状況

| 圧挫・挫滅創 コンパートメント 症候群 | 汚染創 二次感染 | 壊死組織を 伴う難治創 | 瘢痕拘縮 機能障害 | 審美性の 問題 |

必要とされる手技の例

| 救肢のための 筋膜切開 | 創処理 創処置 NPWT | デブリードマン NPWT 創管理 創閉鎖術 （植皮術・皮弁術） | 瘢痕拘縮 形成術 | 組織拡張術 瘢痕 修正術 |

その他特有の問題点
- 複数患者および創部 院内感染・多剤耐性菌
- 家屋・家族・身体・職業の 喪失→PTSD

NPWT: negative pressure wound treatment
PTSD: post-traumatic stress disorder

図 1. 土砂災害後の形成外科医の役割
発生初期から数年間に亘って様々な創傷の状況があり，必要とされる手技も変化する．同時に複数の患者・創部を並行して診なければならないことも多い．

図 2.
2014 年 8 月の広島土砂災害時の発生現場遠景
複数の場所で同時に土砂崩れ（矢印）が生じ，住宅地に達している．救助に向かうドクターヘリから撮影
（提供：県立広島病院救命救急科 楠 真二先生）

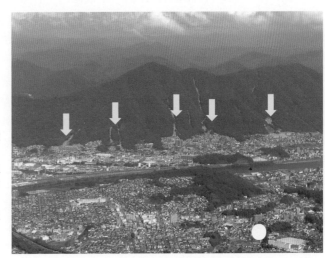

の噴火の場合，生存者の中には熱傷患者もいる可能性がある[5]．いずれにせよ，現場の状況から受傷機転についての情報をできるだけ集めることは，創傷の治療にあたる際に非常に重要である．

形成外科医としては，チーム医療の一員として関係他科と連携して被災した患者の治療にあたるが，創閉鎖後も瘢痕の経過観察を行うため，自ず

と患者を長期にフォローすることになる．災害発生後の時間経過と，代表的な創傷の状況や必要とされる手技，災害特有の問題点について図に示す（図1）．

大規模災害の実例と経過

1．災害の概要

2014年8月20日未明，局地的な短時間の大雨（いわゆる線状降水帯）により，広島市の山裾に位置する複数の住宅地で大規模な土砂災害が発生した（図2）．人的被害としては，死者74名，負傷者は重症者47名，軽傷者22名であり，行方不明者の捜索には約1か月を要した．また建物の被害は全壊179棟，半壊217棟を含む合計4,749棟に上った[7)8)]．

2．災害発生当日

当時筆者が勤務していた施設（県立広島病院，約700床，形成外科常勤医1名，以下当院）から，被災地までは十数km離れており，院内に直接の被害はなかった．早朝の発生であったため，災害による外傷患者の搬送に備え，予定手術が全て中止となった．また，院内に災害対策本部が設置された．救命センターに患者が搬送されてくると，まず整形外科医より，開放骨折手術時の皮膚欠損の治療を依頼された（症例1）．夕方になり，災害発生から数時間を経て現場で救出された患者がドクターヘリで搬送された．コンパートメント症候群の疑いがあり，救命救急医より診療を依頼された（症例2）．

3．発生後数日

土砂で汚染された擦過創，挫滅創，筋膜切開後の開放創の処置や，必要に応じて追加の切開排膿や感染創の処置を中心に行った．被災患者は市内各医療機関に分散して搬送されており，当院形成外科で対応した被災患者は最終的に重症者2名とその家族だけであった．軽症例は，四肢の打撲や擦過傷であり，外来受診した患者はなかった．

4．発生後数週間

患者の全身状態はほぼ落ち着き，リハビリテーションと並行して創閉鎖に向けたデブリードマン，陰圧閉鎖治療，植皮術などを行った．

5．発生後数か月〜数年

創閉鎖は完了し，患者は退院あるいはリハビリテーション目的に転院した．退院後は外来で診察を継続し，瘢痕，瘢痕拘縮に対する手術治療を行った．患者によってはPTSDを発症し，精神科的な介入を必要とした．

実際の症例

症例1：60歳代，男性

自宅1階にて就寝中，午前4時頃に集中豪雨，土砂災害にて山の斜面に立つ自宅ごと下流へ流された．救急隊が現場到着時，自宅より300m下流の歩道上に仰臥位で横たわっていた．低体温，不穏，左前腕部開放骨折，両肩関節脱臼，全身擦過傷を認め，救急車にて当院搬送された．

入院時身体所見：意識清明であるが，体温32℃と低体温を認め，右橈骨動脈は触知せず，ショック状態と診断，気管内挿管ののち，全身CT撮影が行われた．創傷としては左橈尺骨開放骨折，両肩関節脱臼，左腓骨骨折を認めたほか，左前額部挫創，四肢・体幹部に挫創，擦過創を多数認めた．

同日整形外科と形成外科で緊急手術を行った．左前腕は，広範囲に及ぶ挫滅・剝脱創があり，皮下や筋肉内に汚泥が擦りこまれていた．骨折部の創外固定が行われ，汚染された創面は可及的に異物除去したが筋体の腫脹もあり創閉鎖困難となった．創部には一旦人工真皮を貼付し，ペンローズドレーンを皮下・筋間に留置した（図3-a, b）．続いて右手背部の挫滅創を確認したところ，創は2cm程度であったが深く，延長切開し内部を確認したところ，示指伸筋腱がほぼ断裂していた．異物除去，デブリードマンを行い，伸筋腱を修復し，ペンローズドレーン留置，シーネ固定を行った．最後に左前額部，頬部にも裂創を認め，異物除去，洗浄ののち縫合処理を行った（図4-a, b）．

術後患者には集中治療が行われたが，翌日になり急激な血圧低下，ショック状態となった．左前腕創部からの悪臭があり，前腕部は全周性に皮膚の色調が黒変していた．感染拡大防止，救命のため切断術が必要と判断した（図3-c）．緊急手術に

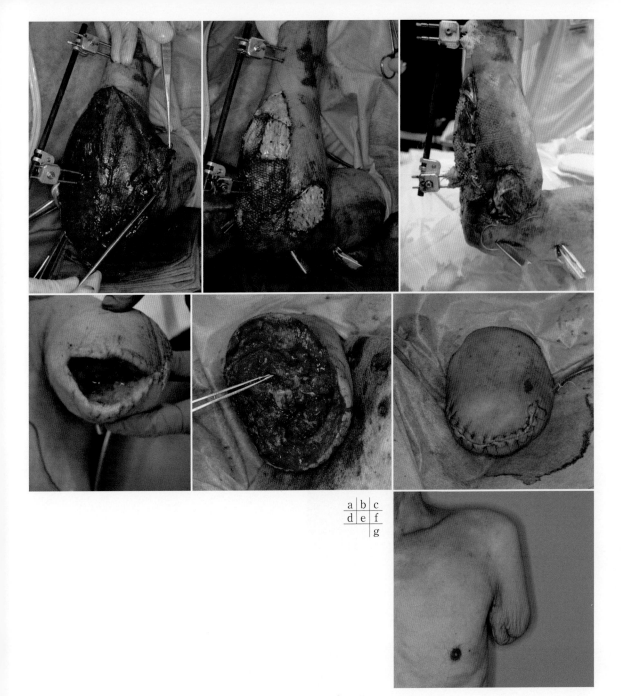

図 3. 症例 1 の左上肢

a，b：受傷当日に緊急手術を行った．創内に多量の汚泥が混入している．骨折部は
　　　創外固定を施行．汚染は十分に除去できず，可及的に挫滅部の皮膚欠損部を人工真
　　　皮で被覆
c：受傷翌日に敗血症によるショック状態となった．前腕部皮膚は広範囲が壊死とな
　　り，腐臭・汚泥臭を伴っている．緊急上腕切断術を施行
d：上腕の切断端は感染により完全に離開し，開放，洗浄処置へ移行
e，f：受傷後 15 日，全身状態の改善後に二期的に断端を閉鎖
g：受傷後 3 か月

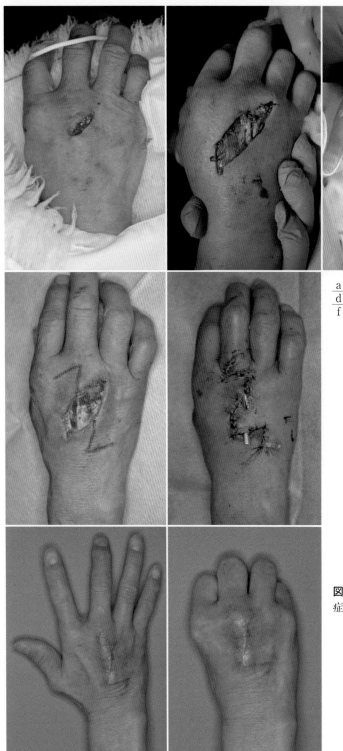

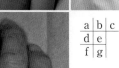

図 4.
症例 1 の右手背
　a，b：受傷当日．右手背部に 2 cm 程度の裂創
　　があり，補助切開を加えると内部に汚泥の侵入
　　と，伸筋腱の部分断裂を認めた．可及的に洗浄
　　し，伸筋腱を修復
　c：感染により創離開したため，洗浄処置へ移行
　d，e：受傷後 15 日，全身，局所状態の改善後に局
　　所皮弁（Rhomboid-to-W plasty）を用いて閉鎖
　f，g：受傷後 3 か月

より左上腕切断を施行した．また，右手背部の創
も感染により離開傾向であり，一旦開放創とした
（図 4-c）.

　細菌培養検査の結果，緑膿菌による敗血症と診
断された．全身管理および抗菌薬投与と，身体複

数個所の創部の洗浄処置，必要に応じて新たな切
開排膿処置を行った．

　受傷 6 日に左上腕切断端が離開したため，開放
してさらに洗浄処置を続けた（図 3-d）．受傷 9 日
に全身状態は改善し気管チューブが抜去され，受

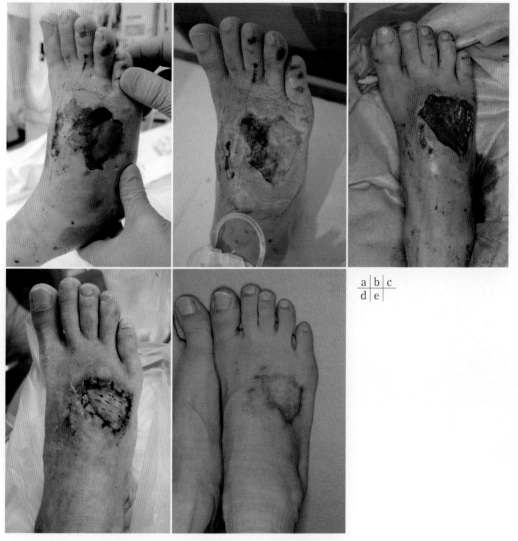

a	b	c
d	e	

図 5. 症例 1 の右足背
a：受傷後 5 日より，圧挫によると思われる皮膚壊死が進行
b：全身状態は不良であり，ベッドサイドでデブリードマンを繰り返し行った．
c，d：受傷 15 日に全身状態の回復を待ち，局所麻酔下にデブリードマン，
　　植皮術を施行
e：受傷後 3 か月

傷 12 日には集中治療を終了した．左上腕切断端，右手背部の創部には，良好な肉芽を形成していた．しかし，右足背に新たに 6×5 cm 大の皮膚壊死を生じていた（図 5-a，b）．

受傷 15 日に左上腕切断端をデブリードマン，上腕骨断端を 1.5 cm 短縮し再縫合した．右手背部は伸筋腱修復部の表面を局所皮弁で閉鎖した．また，右足背部は壊死組織のデブリードマンを行った（図 3-e，f，4-d，e，5-c）．その後局所の状態は良好であったが，敗血症の再燃，長期間の薬剤投

与に伴う腎機能悪化により再度透析，集中治療を余儀なくされ，創閉鎖は延期となった．

受傷 55 日に右足背に残存した潰瘍に対し，局所麻酔下に右鼠径部から全層植皮を施行した（図 5-d）．

受傷後 100 日で創部は全て落ち着き，退院した（図 3-g，4-f，g，5-e）．しかしながら自宅が全壊しており，元の住居とは異なる被災者用住宅で新しく生活を始めた．定期的に創部の経過観察を続けていたところ，受傷 1 年 2 か月で表情が乏しく

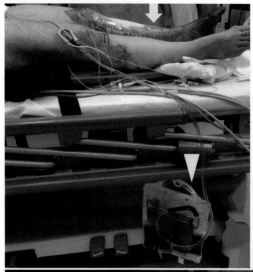

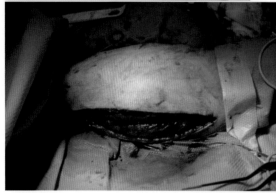
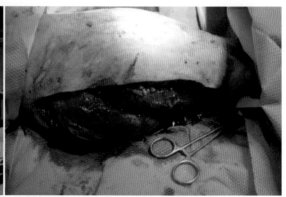

図 6. 症例2. 受傷当日

a：受傷当日にドクターヘリで緊急搬送された状態. 意識清明であり挟まれていた
　左下肢（矢印）を含め，体表に目立った外傷は認めない. 尿は赤色を呈し（矢頭）ミ
　オグロビン尿が疑われる.
b，c：下腿外側および内側に筋膜切開を加えた. 切開部から筋体が膨隆している.

```
a
b | c
```

なり，「雨音で起きてしまって夜眠れない」「なに
もやる気が起きない」などと訴えるようになった.
PTSD を疑い精神科に紹介し，加療開始された.

症例2：50歳代，女性

　症例1と同日の集中豪雨，土砂災害にて家屋が
倒壊し，下半身を瓦礫に挟まれ受傷した. 受傷10
時間後に救出され，夕方になってドクターヘリに
て当院へ搬送された. なお，同じ部屋で就寝して
いた夫は死亡し，娘は軽傷であった.

入院時身体所見：全身に目立った外傷はなく，
意識清明であるが，左下腿に知覚運動麻痺を認め
た. 足背動脈は触知せず，ミオグロビン尿を認め
た（図6-a）. 下腿の皮膚は固く緊満しており，救
急処置室で筋膜切開術を行った. 局所麻酔下に下

腿外側・内側に切開を加え，下腿の4つのコン
パートメントを全て開放した（図6-b, c）. 受傷当
日の血中 CPK は 27,800 IU/ml，翌日には 84,200
IU/ml まで上昇した. 患者は下腿以外に外傷がな
く，全身状態が落ち着いていたため，創傷管理が
治療の主体となった. 受傷後1〜2週間は，下腿は
高度の腫脹をきたし，筋膜切開部から露出した筋
体も膨隆し，さらに表層壊死を伴ってきた（図7-
a, b）. 壊死した範囲を除去するため，受傷後13日
に全身麻酔でデブリードマンを行い，24日から陰
圧閉鎖治療を開始した. しかし局所感染を生じた
ため陰圧閉鎖治療は結局断念せざるを得なかった.

　受傷後30日からベッドサイドでポケット部の
開放，壊死組織のデブリードマンを繰り返し行

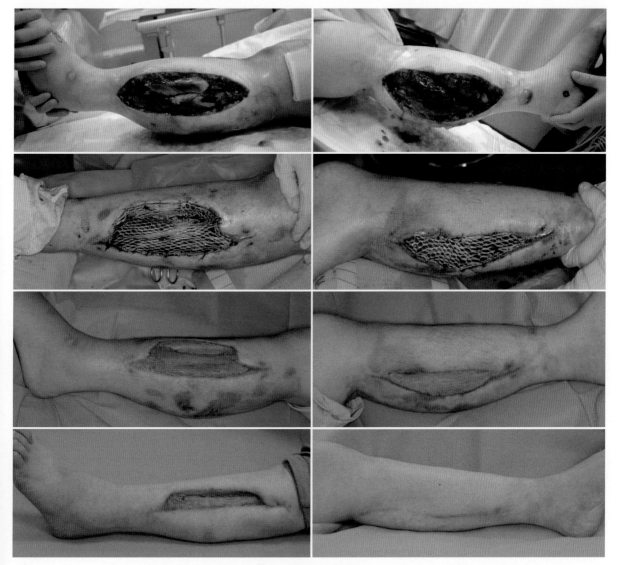

図 7. 症例 2 の経過 1

a，b：受傷後 6 日の左下腿外側および内側．下腿は著明に腫脹し，膨隆した筋体
　　表層が壊死に陥っている．

c，d：受傷後 50 日に網状分層植皮術を施行

e，f：受傷後 82 日，上皮化が完了

g，h：受傷後 3 年．植皮部瘢痕の分割切除を 2 回行っている．

い，受傷後 50 日に両側鼠径部より全層採皮し，下腿内側・外側の潰瘍面に対して網状分層植皮術を行い受傷後 82 日に上皮化が完了した(図7-c〜f)．受傷後 97 日にリハビリテーション目的に転院となったが，下腿末梢に知覚運動麻痺を認め，短下肢装具を用い，短時間の 1 本杖歩行が可能であった(図8-a, b)．その後自宅退院を経て職場に部分復帰した．

　この患者も自宅が全壊しており，元の住所と離れた借り上げ住宅に娘と入居した．下腿は内側・外側に網状植皮痕による醜状変形と陥凹，深部の癒着による足関節の拘縮をきたしており，植皮瘢痕の部分切除を 2 回行った(図7-g, h)．受傷後 3 年目で足底には知覚鈍麻が残り，足関節の自動運動は困難であったが足関節をバンド状の装具で固定して 1 時間程度の杖なし歩行が可能であった(図8-c, d)．現職のデスクワークに完全復帰し，ほぼ被災前と同様の日常生活を営むようになった．

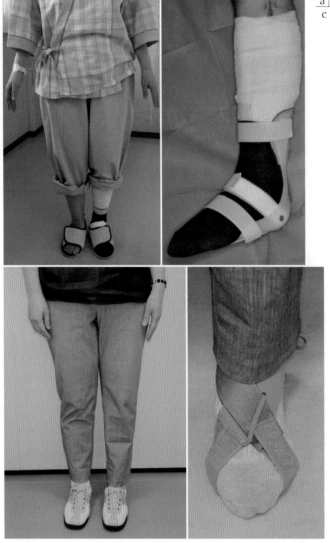

a b
c d

図 8.
症例2の経過2
　a，b：受傷後3か月，リハビリテーショ
　　ン施設に転院時．短下肢装具を使用して
　　いる．
　c，d：受傷後3年．足関節をバンド状の
　　装具で固定し，通常の靴を使用．杖なし
　　で1時間程度の歩行が可能

　今回の症例はいずれも土砂災害に特徴的な症例
と思われた．症例1は救肢不可能，症例2では救
肢可能であったが，両者に特徴的なのは，同時に
緊急入院し，創治癒までに緊急処置や複数回の手
術を要したことである．

　症例1では，創部は複数の部位に亘り，壊死や
感染を伴い，創閉鎖までに3か月を要した．土砂
災害の際の汚泥は屎尿などが混入しており通常の
海や河川，側溝への転落等で受傷した際の土砂や
泥，異物に比べて臭気も強く，汚い印象を受けた．
また組織内まで深く浸透しており除去が非常に困
難であった．このため感染が生じやすい状態であ
り，一旦上肢を温存したものの救命のためには上

腕切断を余儀なくされた．結果的に一期的な植皮
や皮弁を行わず，人工真皮や被覆材で仮に閉鎖し
たことは有効な判断であったと考えた．

　さらに創閉鎖後も終診とせず，患者と関わり続
けることで，PTSDを早期に察知可能であった．
大規模災害の被災者は身体に傷を負うのみなら
ず，家族，住居や職業も失い，さらに元の住居に
戻れないため退院後の周囲の人間関係も大きく変
化してしまう．継続的な経過観察は患者が社会復
帰可能となるまでは必要と思われる[6)8)]．

　症例2では，下腿以外に外傷は認めなかったが
緊急の筋膜切開を行い，最終的に下腿を救済でき
たが創閉鎖に難渋した．コンパートメント症候群

による筋膜切開後の治療方法に関しては，近年様々な報告が見られる．創閉鎖のために筋肉上に植皮を行うと，瘢痕拘縮や外観上の問題があるとされ，浮腫が増強する前に陰圧閉鎖治療を適用する方法や，shoelace 法，さらには深部壊死組織のデブリードマンに maggot therapy を応用した報告などがある[9]~[11]．今回は感染のため陰圧閉鎖治療を中断せざるを得なかったが，結局最終的に植皮の大部分を除去しており，植皮が回避できていればと反省している．

当時は 2 名の患者の複数の創部を 1 人で処置していたため，院内感染の可能性を完全には否定できない．また，陰圧閉鎖治療の設置や交換は本来清潔な手術室で行うべきであったが，人手不足のため厳しい状況であった．

このように通常の入院患者に加え，突然の災害発生により増加した患者の治療が長引けば，医療従事者側のストレスも蓄積する[8]．実際に筆者も実家が被災地域であったため，業務中もストレスを感じることが多かった．大規模災害の医療に長期に取り組み，良好な医療を提供するためには，医療者側も自己管理が必要である．

まとめ

災害医療の現場においては，救命が最優先事項であり，形成外科医として参入可能なのは救肢や創傷管理などの局所治療が主体となる．目の前の患者にできることは限られているが，救命医療の妨げにならないよう配慮をしつつ，出来るだけ個々の患者との関わりを保ち，速やかな創傷治癒に引き続き機能改善や審美面の配慮まで含めて対応すべきである．

災害は何の前触れもなく，突然やってくる．創傷処置や管理，閉鎖手技は必ずや現場の役に立つ．われわれ形成外科医は多様な部位，病態の創傷に対応し，多くの治療の選択肢に精通しておくことが求められる．また普段から院内の各部署と良好なチーム医療を行っていることも重要である．

最後に，本稿の内容は 1 個人の限られた経験から得られた内容に留まっているが，災害時の特徴的な創傷の例と思われ供覧した．今後災害医療の現場において創傷管理に取り組む際に，少しでも参考になれば幸いである．

謝　辞

2014 年 8 月 20 日の広島土砂災害時に特にご協力いただいた以下の先生方に深甚なる謝意を表します．

県立広島病院救命救急科　山野上敬夫先生，楠 真二先生，多田昌弘先生

県立広島病院整形外科　望月 由先生，井上博幸先生

参考文献

1) 内閣府防災情報のホームページ：被災者生活再建支援法
   http://www.bousai.go.jp/shiryou/houritsu/008-1.html
2) 中野公介：【ICU 治療指針 II】外傷・皮膚損傷・環境異常の病態と管理　重症外傷の病態　圧挫症候群．救急・集中治療．31：1185-1190, 2019.
3) 成田徳雄：【脳神経外傷の課題と展望】災害医療における脳神経外科医の役割　東日本大震災の経験より．脳神経外科ジャーナル．27：25-28, 2018.
4) 高里良男：【災害時における神経救急医療】大規模災害における災害医療と神経救急．日神経救急会誌．24：1-7, 2012.
5) 三枝康弘ほか：【大災害医療と整形外科】大災害における多発骨折．整形・災害外科．43：1395-1402, 2000.
6) 松本和紀ほか：【震災医療—来るべき日への医療者としての対応】《精神疾患》大規模災害後のうつ病．内科．110：1085-1089, 2012.
7) 平成 26 年 8.20 広島市豪雨土砂災害の記録(PDF)．広島市安佐南区自主防災会連合会, 2015.
8) 松井　豊：【災害後のストレス：有効な心理的支援に向けて】東日本大震災における災害救援者の惨事ストレス．ストレス科学．33：311-321, 2019.
9) Fitzgerald, A. M., et al.：Long-term sequelae of fasciotomy wounds. Br J Plast Surg. 53：690-693, 2000.
10) Kakagia, D., et al.：Wound closure of leg fasciotomy：comparison of vacuum-assisted closure versus shoelace technique. a randomised study. Injury. 45：890-893, 2014.
11) 植木翔也ほか：コンパートメント症候群後の難治性下腿皮膚潰瘍に対しマゴット療法が奏功した 1例．形成外科．57：77-81, 2014.

形成外科領域雑誌　ペパーズ

PEPARS

No. **159**
2020年増大号

外科系医師必読！
形成外科基本手技30
―外科系医師と専門医を目指す形成外科医師のために―
編集／大阪医科大学教授　上田晃一

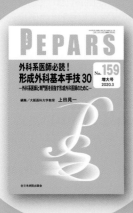

PEPARSのあの大ヒット特集が帰ってきました！
内容が**3倍**になって大幅ボリュームUP！
形成外科手技の**A to Z**を網羅した大充実の1冊です。

2020年3月発行　B5判　286頁
定価5,720円（本体5,200円＋税）

■ 目　次 ■

さらに詳しい情報と
各論文のキーポイントは
こちら！

全日本病院出版会　〒113-0033 東京都文京区本郷 3-16-4　Tel:03-5689-5989
www.zenniti.com　　　　　　　　　　　　　　　　　　　　Fax:03-5689-8030

PEPARS No.177：41-47, 2021

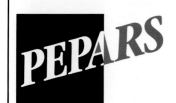

◆特集／当直医マニュアル　形成外科医が教える外傷対応

顔面外傷

顔面骨骨折のプライマリーケア

手塚崇文*1　三川信之*2

Key Words：手術(surgery)，顔面骨骨折(facial fracture)，診断(diagnosis)，初療(first treatment)，プライマリーケア (primary care)

Abstract　顔面外傷の初療では，重篤な合併症を避けるために全身状態や意識レベルの把握と気道の確保をまず行う必要がある．安全に診療を開始できる体制を整えてから精査を開始するのがよい．出血コントロール，眼，歯牙，軟部組織の損傷についても知識を得ておく必要がある．顔面骨の中でも骨折をする部位によって様々な特徴があり注意すべき症状や損傷が存在する．幅広い知識に基づいた診察を行うことで治療の質を向上させる必要がある．

はじめに

顔面外傷では傷害部位がはっきりと目立つため，そこにばかり目が行っている間にほかの部位の骨折や障害を見逃すことが起こり得る．また，その場で適切な対処をしないと重篤な結果に陥り得る合併症には特に注意が必要である．

診療手順

顔面骨骨折の初療では多くが救急患者として搬送される，あるいは受診するが，まずはバイタルのチェックを行う必要がある．開眼，呼名や疼痛刺激への反応といった意識レベルの評価，脈拍，血圧，呼吸，体温のような基本的なバイタルサインを必ず把握しなくてはならない．高エネルギー外傷患者はバックボードに固定されて搬送され，

多くの場合，JATEC の外傷初期診療ガイドラインに沿った診療手順に従った処置や検査を受けることになる．頸椎，頸髄損傷は顔面骨骨折に合併しやすいため評価が確定するまでは頸椎の保護を継続する必要がある．CT による検査で頸椎骨折を認める時や知覚，運動麻痺といった神経学的所見を認める時は頸髄損傷を前提とした治療をしなくてはならない．正中位固定のまま，あるいはファイバースコープガイド下での気管内挿管といった手技に習熟しておくことが好ましいと考えられる．

気道の確保は救急の現場では古くから「救急のABC の A」とされているが，顔面骨骨折の初療においても気道確保は大切である．口腔，鼻咽腔を閉塞し得るものとしては血腫や吐物，歯牙，骨片，義歯などが考えられるが，その場でははっきりわかりづらく，時間が経ってから生じることもある粘膜下の血腫や組織の腫脹にも注意が必要である．Teichgraeber は両側の関節突起部骨折とオトガイ部骨折による体部の内方向回転を flail mandible，両側の体部から角部骨折で生じたオトガイ

*1 Takafumi TEZUKA, 〒010-8543　秋田市広面字蓮沼 44-2　秋田大学医学部形成外科，助教
*2 Nobuyuki MITSUKAWA, 〒260-8677　千葉市中央区亥鼻 1-8-1　千葉大学医学部形成外科，教授

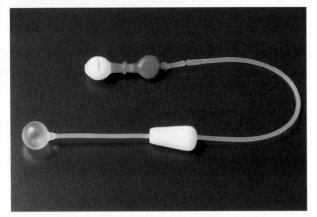

図 1. 株式会社高研製　後鼻腔用バルーン

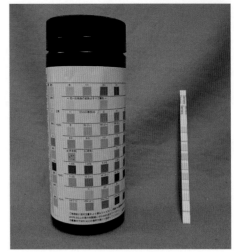

図 2. 一般検査用テステープ

部骨片の舌骨上筋群による転移を Andy Gump deformity と分類した[1]. このような機械的な気道狭窄は，診察中に頭部外傷や泥酔により意識レベルが急に下がった時などに突然発生する可能性があるため，常に注意をする必要がありモニタリングは欠かせない.

　LeFort 型骨折では顎動脈から大量出血することが多いとされる. 鼻，口腔からの多量の出血が頭部の挙上や，エピネフリンガーゼの使用で制御できない時には顎動脈の結紮や塞栓術，外頸動脈の結紮が必要となることがあるとされるが，救急外来での初療ではベロックタンポンによる鼻腔充填が便利である. 特にバルーンカテーテルを用いる手技はスムーズな充填が得られるため有用である(図 1). 数日間以上の留置で中耳炎や副鼻腔炎をきたしやすいこと，髄液鼻漏を伴う症例での逆行性感染を生じ得ることより注意が必要である.

　骨折が鼻篩骨，頭蓋底に及ぶと髄液鼻漏をきたすことがある. 鼻漏が髄液であるかの判定はテステープで強陽性，糖濃度 30 mg/dl 以上で髄液の可能性が高いとされる(図 2). 簡便な検査であるが偽陽性の可能性が高い. $\beta 2$ トランスフェリンは通常の鼻汁内には含まれないため $\beta 2$ トランスフェリン濃度測定は特異性が高い[2]. 70% 以上の症例はセミファーラー位によるベッド上安静，髄液持続ドレナージ(lumber drain)等の保存的治療

により閉鎖すると言われている[3].

　眼部を含む外傷では眼球損傷の有無を調べる必要がある. 角膜・強膜損傷や前房部出血は視診により発見しやすいが，水晶体脱臼や眼底の異常はわかりづらい. いずれにせよ眼球損傷を疑う時は専門科の医師の診察を要する.

　歯牙の脱臼，損傷を合併する時には不完全脱臼であれば愛護的に元の位置に戻してレジンなどでの固定を行う. 完全脱臼の時は歯根膜細胞が失活してしまうと再植しても歯根が吸収されて最長 5 年程度で歯が脱落してしまうので，なるべく速やかな再植，固定を行うことが最も優先される. 保存手段としては移植臓器輸送用溶液，細胞培養用培地，冷たいミルク，生理的食塩水の順に保存に望ましいとされる. 歯根膜の乾燥，精製水，消毒液への浸漬は歯根膜細胞を失活させるので保存手段としては不適切である[4].

　顔面骨骨折に付随して顔面の皮膚軟部組織もしばしば損傷する. 創部から骨折治療を行うことも多いが，創は一時的に縫合するのが原則である. 救急外来ではまず患者の苦痛を取ることが優先事項であるため，創の細かな評価よりも局所麻酔を先に行うべきであるが，局所麻酔の前に神経損傷の有無は調べなくてはならない. 特に顔面神経の損傷の評価は必須である. アスファルト道路の表面には排気ガスの油煙が付着しているため，路上

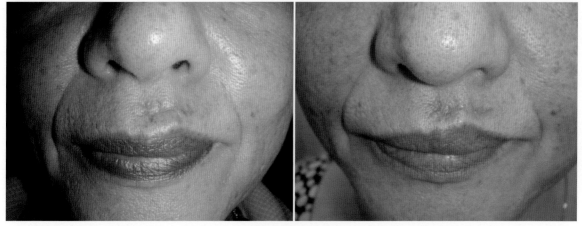

図 3. 69 歳, 女性

交通事故によりアスファルト道路上で転倒して受傷した上口唇の挫創に対
して救急外来で縫合処置を受けた. その後, 外傷性刺青が残存したため切
除術を施行した. 創部の色調は改善したが赤唇縁の挙上がやや目立つ.

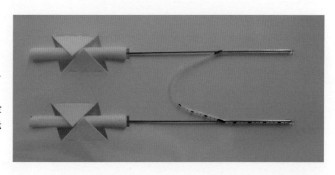

図 4.
TORAY 社製　ヌンチャク型シリコンチュー
ブ：PF カテーテル®
挿入時には先端が涙小管内に入ったところで金
属製のステントを少し引き抜き, やわらかい先
端を抵抗なく送り込むようにするとよい.

での転倒などで受傷した創は問題がないように見
えても煤を含んでいることが多い. そのまま縫合
したり上皮化させたりすると外傷性の刺青を生じ
る(図3). 切除, 植皮, Q スイッチ付きレーザー
などで治療を行うが必ずしも良好な結果が得られ
るとは限らない. 初療の時に局所麻酔下に歯ブラ
シなどでブラッシングをしておけば避けられる合
併症である. ブラッシングをしたために皮膚に過
剰なダメージが加わることはない. 内眼角付近の
外傷では涙小管を断裂することがある. 早期であ
るほど治療がやりやすく鋭的な切断ならヌンチャ
ク型シリコンチューブの留置と断裂部の縫合の良
い適応である(図4).

前頭骨骨折

前頭部に強い外力がかかり骨折すると眼窩上壁
が眼窩内に向かって骨折することがありブローイ
ン骨折と呼ばれるが頻度は少ない. 前頭洞の骨折

では鼻前頭管が損傷し閉塞すると粘液嚢胞, 膿瘤
を形成し前頭洞炎から髄膜炎などをきたす可能性
がある. ドレナージ手術や頭蓋化手術が推奨され
る.

眼窩骨折

日常診療では野球ボールやボクシンググローブ
などが眼部に衝突して眼窩壁を骨折する症例をし
ばしば目にする. 骨折に眼筋が挟まることで眼球
運動障害をきたすとされるが出血や浮腫が複雑に
関与する可能性もある. 小児では線状骨折をする
ことが多く, 眼筋や軟部組織が挟み込まれやす
い. 下壁, 内側壁の骨折が多い. 眼球運動が障害
されると患者は複視を訴える. 所見を取る時は患
者のオトガイを左手で押さえて右手人差し指を目
で追ってもらうと顔面が固定されるためはっきり
した結果を得やすい. 複視により嘔気や頭痛を生
じることがある. 眼窩内容が大きく脱出すると眼

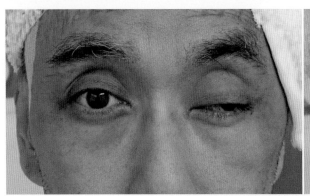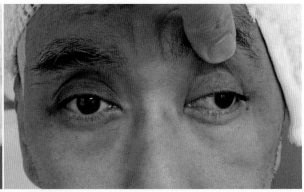

図 5. 39 歳，男性

2019 年 2 月仕事中に足場から転落して前頭骨骨折，頭蓋底骨折，両側上顎骨骨折，左視神経管骨折を受傷．左眼は視神経損傷により失明，瞳孔は散大している．左動眼神経麻痺による眼瞼下垂と眼球運動障害を認める．

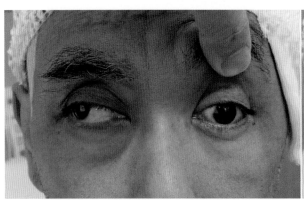

a．右方視では左眼は正中位のまま   b．左方視では左眼は左に移動する．

図 6.

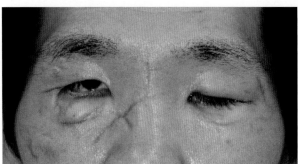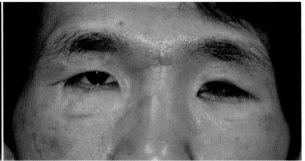

図 7. 27 歳，男性

2008 年 9 月仕事中に落下した鉄骨に顔面を挟まれて鼻篩骨，両側頬骨，前頭骨骨折を受傷した．左動眼神経麻痺による眼瞼下垂を認めるが眼球運動に異常はなかった．同月，骨折に対して観血的整復固定術を施行した．受傷後より認めていた左眼瞼下垂に対して 2008 年 11 月に前頭筋眼輪筋連合筋弁で再建術を施行した．

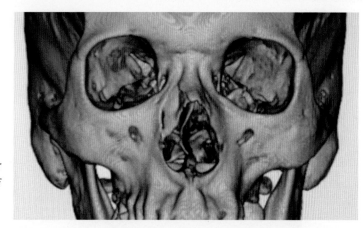

図 8.
3D-CT の再構築をすると骨折の形態だけ
でなく，外力のかかった方向や整復の方
法についての情報も得やすい．

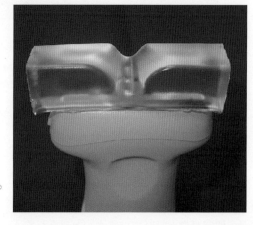

図 9.
タキロン社製　SONAGEL®

球は陥凹するが出血や腫脹でわかりづらいことも
多く，手術適応に悩む時は腫脹が収まるのを待っ
てから評価することもある．眼窩内容が 1 ml 脱出
すると眼球は 1 mm 程度陥凹する．強く鼻をかむ
と鼻腔から上顎洞や篩骨洞を通じて皮下気腫を生
じることがあるので鼻をかまないよう患者に説明
する必要がある．治療は上顎洞バルーンや人工
骨，自家骨，自家軟骨移植などで行う．
　眼窩後方に損傷が及ぶ骨折の時には視神経管骨
折，上眼窩裂症候群，眼窩漏斗尖部症候群を念頭
に診察を行う必要がある．視神経管骨折は眉毛外
側に強い外力がかかって生じることが多い．手動
弁，光覚弁までの視力障害であれば手術の適応で
ある．完全な視力消失の状態からの回復は難し
い．眼瞼の腫脹が強い時に視力の評価が困難な時
があるが，必要なら開瞼器をかけて開瞼させるの
がよい．上眼窩裂症候群，眼窩漏斗尖部症候群で
は眼窩内の様々な神経が障害されるために症状は
多様である．眼球運動障害，瞳孔の左右差，眼瞼
下垂，前額部や眼瞼の知覚障害，視力障害をきた
し得る（図 5〜7）．

鼻骨骨折

　鼻骨骨折の受傷直後には鼻部の腫脹により斜鼻
変形は目立たない．受傷後 2 週間ほど経過すると
腫脹が軽減してくるためこの時期になって改めて
形成外科外来を受診する患者も時折見かけるが，
手術適応がはっきりしない患者では腫脹が軽減し
てから判断するのもよい．X 線のオーダ表に鼻骨
4 方向などと設定してあることも多いが鼻骨骨折
の X 線画像の読影に習熟していないと骨折を見
落としやすい．鼻骨骨折の評価には CT が最も有
用である．特に 3D-CT を再構成すると骨折の立
体感をつかみやすく整復術もやりやすい（図 8）．
最近では補助診断，術中評価用にシリコンゲルデ
バイスを用いることもある（図 9）．

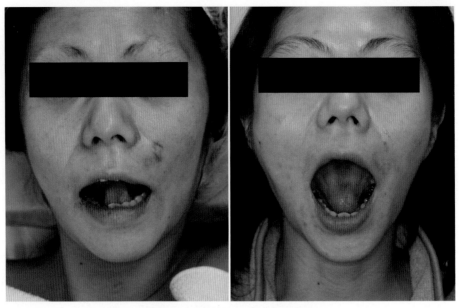

図 10. 左頬骨骨折に伴う開口障害
術前の開口幅 1.5 横指が術後は 3 横指に改善した.

頬骨骨折

外科系救急外来担当の医師が「頬骨弓と眼窩底,上顎骨,眼窩外側が折れています.」と紹介してくることがしばしばあるが,このように骨折した状態をひとまとめに頬骨骨折と呼ぶ. Tripod 骨折という呼び名の存在する所以である. 眼窩底骨折と同様の眼球の上転障害,頬骨弓が M 字型に骨折して側頭筋を挟み込むために生じる開口障害,眼窩下孔を通る骨折により三叉神経第 II 枝の障害による上口唇,鼻翼,頬部,上顎歯槽のしびれや疼痛が特徴的である(図 10). CT 画像では上顎洞内の出血がほぼ全例に認められる. 副鼻腔炎の膿汁がたまった姿にも似ているが病歴や画像所見から区別できる. 頬骨弓単独の骨折では Gillies のアプローチによる整復が一般的である.

中顔面の骨折

LeFort 型の骨折では中顔面の陥凹により咬合不全や Dish face と呼ばれる顔貌を呈することがある. 大量出血や頭蓋底の損傷に対して注意が必要である.

下顎骨骨折

下顎骨の骨折を認める時,「噛んでください」と患者に閉口させると歯列弓にかかる骨折では咬合の異常を強く訴える. 開口させると歯槽が割れている場所を直接観察できることも多い. 下歯槽神経管をまたぐ骨折では下口唇,オトガイ部のしびれや咬合の浮遊感を訴える. 下顎体部の大きな骨折に目が行くと関節突起や筋突起の小さな骨折を見逃しやすいので,下顎骨骨折では介達力による複数個所の骨折を生じやすいことを念頭に骨折の評価を行うべきである.

関節突起骨折では開口時に顎関節部の疼痛や開口障害をきたしやすい. 関節突起が横折すると開口時に下顎が骨折側に斜めに傾斜する. これを斜開口と呼ぶ(図 11, 12). 骨折した関節突起は内側翼突筋に牽引され内側に転移しやすい. 関節突起は縦折することもあり,この時は関節面がある程度保たれるため斜開口をきたさない(図 13). 耳出血は骨折部が外耳道を損傷して起こるだけでなく,中頭蓋底の損傷や関節突起の後方移動のみによっても生じ得るので必ずしも関節突起骨折の指標とはなり得ない. 両側の関節突起を骨折すると

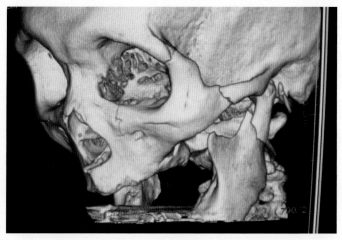

図 11. 左頬骨，左下顎関節突起骨折を認める.

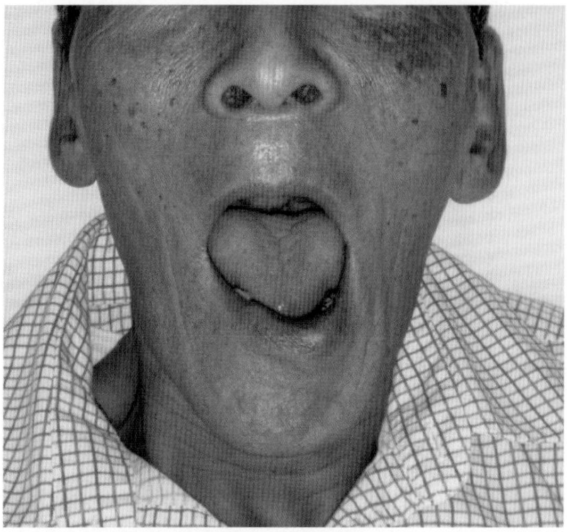

図 12. 左関節突起骨折では開口で左方に下顎が偏位する.

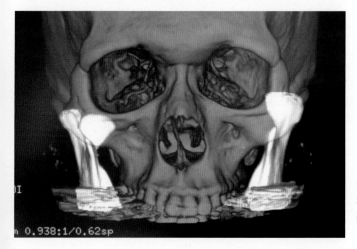

図 13.
右関節突起に縦方向の骨折を認める.
残存した関節面により斜開口を呈さない.

下顎は後退する．また，歯列の前方が開いた咬合となり，これを開咬と言う．関節突起骨折では保存的治療を推奨する意見もあるが，手術により解剖学的な形態を正常化する方がよいという主張もある．

まとめ

顔面骨骨折のプライマリーケアにおいては，病態を正確に把握することが適切な治療に結び付く．見逃し，見落としのないように理学的所見や画像所見を収集，精査する技術が必要である．

参考文献

1) Teichgraeber, J. F., et al.：The radiology of upper airway obstruction in maxillofacial trauma. Ann Plast Surg. 27：103-109, 1991.

2) 松脇由典ほか：鼻性髄液漏の診断と治療．耳鼻展望．53：300-310，2010.
Summary 鼻性髄液漏の診断，実際の手術手技や手術法ごとの治療成績を詳しく記述している．

3) Scholsem, M., et al.：Surgical management of anterior cranial base fractures with cerebrospinal fluid fistulae. Neurosurgery. 62：463-469, 2008.

4) 高木裕三：外傷歯の標準治療および一般的な予後経過．日補綴歯会誌．6：119-124，2014.
Summary 外傷歯の取り扱いや予後について簡潔によくまとまっている．

PEPARS No.177：48-55，2021

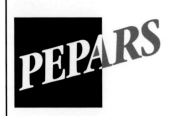

◆特集／当直医マニュアル　形成外科医が教える外傷対応

顔面外傷

外傷初期診療ガイドラインに沿った 多発外傷に伴う顔面外傷の取り扱い

髙木　信介*

Key Words：多発外傷(multiple injury/polytrauma)，顔面外傷(facial injury/facial trauma)，FISS：Facial Injury Severity Scale，難治性鼻出血(refractory epistaxis)，大量出血(massive hemorrhage)，制御不能出血(uncontrollable hemorrhage)，不安定性骨折(unstable fracture)

Abstract　多発外傷は，救急現場において外傷初期診療ガイドラインに沿った診療手順で治療が行われている．多発外傷に顔面外傷が伴う場合は，形成外科医が対応しなければならない

Primary survey(PS)では，すべての外傷をABCDEアプローチで蘇生要否を判断する．Panfacial fractureなどの重度顔面外傷では，大量出血や下顎後退により気道確保が困難な場合，止血や気管切開などの適切な治療を行うことが求められる．制御困難な出血は，時に選択的血管塞栓術が必要であり，救命が困難な場合もある．外傷による死亡のPreventable Trauma Death(PTD)は10.3～28.9%と報告されている．死因の半数は大量出血で，その内66%が初期治療に問題があったとされる．PTDとならないために，適切な診断，対応ができることが重要である．

Secondary surveyにおいて適切な評価，判断後，確定的な治療を行う．緊急度の高い外傷，見落としてはならない損傷を確実に診断し治療を行う必要がある．

はじめに

多発外傷の多くは，交通事故や転落などが原因として発生する．2つ以上の領域に損傷が及んでいるのは交通事故によることが多い．重症頭部外傷，胸部外傷，骨盤骨折や複数の臓器に重い損傷を受けている場合，生命に危機が及ぶことが予想されるため治療が優先される．しかし，顔面外傷において大量出血や上気道に影響がなければ優先順位は低くなる．

2020年の交通事故による負傷者は，約36万人であるが，負傷者数ワーストであった2004年の約118万人と比較すると約70%減少している．死者数も昨年は統計を開始した1948年以降最少の2,839人であった．発生頻度は減少しているもの

の，我々形成外科医は顔面外傷を扱う以上，多発外傷に遭遇する可能性は高い．したがって，多発外傷に伴う顔面外傷の取り扱いを十分に理解し実践できる必要がある．

多発外傷の定義と重症度

外傷に特化したコード体系としてAbbreviated Injury Scale(以下，AIS)(表1)がある．AISは，頭部，頸部，顔面，胸部，腹部および骨盤内臓器，脊椎，上肢，下肢，体表・熱傷・その他の外傷の9部位に区分され，各身体部位の解剖学的損傷の程度を評価し重症度を定量化する指標として用いられている．多発外傷とは，一般的にAIS3以上が複数部位にある場合を言う．

個々の外傷の重症度を総合的に評価する方法として，Injury Severity Score(以下，ISS)がある．ISSは，AISを頭頸部，顔面，胸部，腹部および骨盤内臓器，四肢および骨盤，体表の6部位に分類し，上位3部位のAIS値の平方和を計算する方

*　Shinsuke TAKAGI，〒227-8501　横浜市青葉区藤が丘1-30　昭和大学医学部形成外科学講座，講師・昭和大学藤が丘病院形成外科

表 1. Abbreviated Injury Scale（AIS）

AIS Score	Injury
1	Minor
2	Moderate
3	Serious
4	Severe
5	Critical
6	Unsurvivable

表 2. 改定外傷スコア（RTS）

コード（点数）	意識レベル（GCS）	収縮期血圧	呼吸数
4	13～15	90 以上	10～29
3	9～12	76～89	30 以上
2	6～8	50～75	6～9
1	4～5	1～49	1～5
0	3	0	0

改定外傷スコア（RTS）＝0.9368×Glasgow Coma Scale（GCS）点数＋0.7326×収縮期血圧点数＋0.2908×呼吸点数

表 3. TRISS 法における予測生存率（Ps）

	b0	b1	b2	b3
鈍的外傷	−0.4499	0.8085	−0.0835	−1.743
鋭的外傷	−2.5355	0.9934	−0.0651	−1.136

年齢 score：55 歳以上 1 点，55 歳未満 0 点
予測生存率（Ps）＝$1/(1+e^{-b})$
b＝b0＋b1×RTS＋b2×ISS＋b3×年齢 score

法（AIS6 は致死的であるため除外）で，1 が最軽症，75 が最重症となる[1]．ISS は，多発外傷の死亡率とよく相関することが知られており，世界的に広く利用されている．また，ISS は死亡率のほかに入院日数とも相関しているため，社会的に応用範囲の広い指標として評価されている．

その他，生理学的重症度を評価する方法として，呼吸数，収縮期血圧，Glasgow Coma Scale から求められる改定外傷スコア（Revised Trauma Score：以下，RTS）[2]（表 2）があり，最軽症が 7.84 点，最重症が 0 点となる．また生理学的重症度（RTS），解剖学的重症度（ISS）および年齢より予測生存率（Probability of survival：以下，Ps）（表 3）を計算する Trauma Injury Severity Score（以下，TRISS）法[3]がある．Ps＞0.5 は避けられた死（Preventable Trauma Death：以下，PTD），0.25 ≦Ps≦0.5 は救命の可能性があったかもしれない死，Ps＜0.25 の場合は避けることができなかった死（Non-preventable Death）となる[4]．主要項目として ISS が用いられているが，重症度頭部単独外傷の場合は単独部位であるが故に ISS は 25 と低く，TRISS 法では予想外死亡になりやすい[5]．さらに高齢者では，既往歴を有する場合に合併症を生じやすく TRISS 法だけによる判定は困難である．したがって TRISS Ps による判定は，peer review による検討において主に用いられている[6]．

顔面外傷の特徴

顔面は，鼻腔や口腔といった上部気道を有し，脳や頸髄といった中枢神経に近接しており，頭部外傷，頸部外傷の有無を把握する必要がある．また，COVID-19 の世界的な感染拡大によりトリアージにおいて感染予防対策を行う必要性が生じた．顔面外傷，特に顔面骨骨折に対して手術治療をする場合，口腔・鼻咽腔粘膜からのウイルス粒子のエアロゾル化の可能性があるため，COVID-19 感染のリスクが高くなる．したがって，感染の評価を行い，医療従事者への感染のリスクを最小限に抑え治療をしなければならない．顔面外傷の重症度を評価する方法として Facial Injury

表 4. Facial Injury Severity Scale（FISS）

部位	骨折タイプ	スコア
下顎	歯槽骨	1
	体部/下顎枝/結合部	2
	関節突起/筋突起	1
中顔面	歯槽骨	1
	LeFort I	2
	LeFort II	4
	LeFort III	6
	鼻骨眼窩壁篩骨複合	3
	頬骨上顎骨	1
	鼻骨	1
上顔面	眼窩上縁/下縁	1
	前頭洞　転位	5
	前頭洞　非転位	1
10 cm 以上の顔面裂傷		1

表 5. Maxillofacial Injury Severity Scale（MFISS）

顔面外傷（AIS-90）		顎顔面機能外傷スケール		
外傷の程度	AIS-90 スコア	機能障害	外傷の程度	スコア
顔面軟部組織裂傷＜10 cm，剥離＜25 cm² 外頸動脈分枝損傷 口腔粘膜，舌の浅い損傷 歯牙の破折，亜脱臼もしくは転位 下顎枝もしくは鼻骨骨折 顎関節損傷	1	咬合不全	歯牙 6 本未満（one jaw あたり） 歯牙 6 本以上（one jaw あたり） 上下顎	1 2 3
顔面軟部組織裂傷＞10 cm，剥離＞25 cm² 口腔粘膜，舌の深い損傷 歯槽骨骨折 下顎体部，筋突起・関節突起骨折/LeFort I，II 骨折/頬骨上顎骨複合骨折/鼻骨骨折（開放性，転位，複雑）/眼窩壁閉鎖型骨折 顎関節脱臼 顔面神経損傷	2	顔面変形	軟部組織損傷＜4 cm 非転位性顔面骨骨折 軟部組織損傷＞4 cm，組織欠損＜2 cm² 顔面神経分枝損傷 片側上顎もしくは下顎骨折 軟部組織損傷＞4 cm，組織欠損＞2 cm² 顔面神経本幹損傷 両側上顎もしくは下顎骨折，上下顎骨折	1 2 3
LeFort III 骨折（20%未満の出血を伴う） 眼窩壁骨折（開放性，転位，複雑）	3	開口傷害	開口 2～3.7 cm	1
LeFort III 骨折（20%以上の出血を伴う）	4		開口 2 cm 未満	2

Severity Scale（以下，FISS）[7]（表4）や Maxillofacial Injury Severity Scale（以下，MFISS）[8]（表5）があるが，合併損傷は含まれず顔面外傷のみの評価となる．FISS は，顔面骨骨折を下顎，中顔面，上顔面の 3 部位に分け骨折の程度によりスコアリングし，合計の点数で評価をする．ただし，顔面裂傷が 10 cm を超える場合は 1 点追加する．MFISS は，顔面外傷に対する AIS 値，咬合不全，顔面変形，開口障害のそれぞれのスコアの合計で評価する．また，COVID-19 パンデミックにおける顔面外傷の外科的検討事項についても報告されている[9]（表6）．

表 6. COVID-19 パンデミックにおける顔面外傷の外科的考慮（文献 9 より引用）

顎顔面外傷管理に関する推奨事項
• 一般に内固定が不要であれば閉鎖手術が良い
• 術前のグルコン酸クロルヘキシジンまたはポビドンヨードの swash & spit を検討する
• 粘膜切開のためのモノポーラメスを用いる
• バイポーラによる止血は最低出力設定で行う
• セルフドリリングスクリューを用いる
• ドリリングの際は最小限の灌漑を使用する
• ドリリングの際はバッテリー駆動の低速ドリルを使用する
• 骨切り術が必要な場合は，パワーソーの代わりにオステオトームを使用する
• 繰り返しの吸引/洗浄を避ける
• 可能であれば長期の MMF は避ける（調整や除去時の保護の問題）

骨折部位別の考慮事項
下顔面/下顎骨折
• セルフドリリング MMF スクリューによる非観血的整復術を検討する
• 観血的整復固定術が必要な場合は，MMF スクリューを留置し，口腔内アプローチではなく経皮的アプローチで行う
中顔面骨折
• 整復後に骨折が安定している場合は，非観血的整復術のみを検討する
• 整復にはキャロルジラードスクリューの使用を検討し，2 点固定（眼窩縁と頬骨前頭縫合）で十分な場合は口腔内切開は避ける
上顔面骨折/前頭洞手術
• 非機能性の前頭骨/前頭洞骨折は待機する
• 内視鏡的鼻腔内処置および関連する器具（パワーマイクロデブリダー）はエアロゾル発生のリスクが非常に高く可能であれば避ける
• 前頭洞閉塞または頭蓋化を行う時は，バーや電力装置を使用せずに粘膜ストリッピングを実行する

多発外傷初期治療における顔面外傷の取り扱い

American College of Surgeons Committee on Trauma（ACSCOT）による外傷初期診療の教育プログラムが Advanced Trauma Life Support（以下，ATLS）である．PTD を回避するために必要な包括的な診療能力の習得を目的とし，統一した診療理論に基づいた実地修練や実践に即した教育・研修が行われる．本邦においても，診療実態に合わせた標準化プログラム JATEC（Japan Advanced Trauma Evaluation and Care）があり，外傷初期診療ガイドラインに沿った手順（図1）で診療が実践できるようになることを目的としている．

1．Primary survey（PS）と resuscitation

全ての外傷において，まず ABCDE アプローチにより蘇生要否を判断する．実際には，形成外科医が蘇生要否を判断する状況は非常に稀である．

ABC で異常があれば各時点でその処置を行い，

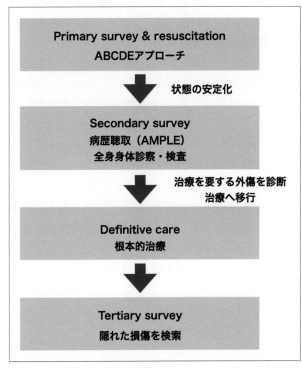

図 1. 外傷初期治療ガイドラインに沿った診療手順

先に進まない．気道（Airway）の異常に対する管理としては吸引，用手的気道確保，エアウェイ，バッグバブルマスク（BVM）換気，気管挿管，輪状甲状靭帯穿刺・切開で対応する．呼吸（Breathing）の異常に対する管理は，経鼻カニューラ，マスクによる酸素投与，BVM による補助換気で血液の酸素化を行う．循環（Circulation）異常ではショックの原因を同定する．ショックと判断したら FAST（Focused Assessment of Sonography for Trauma），胸部・骨盤 X 線を行う．循環の異常をきたす致死的な胸部外傷（フレイルチェスト，肺挫傷），大量出血（骨盤骨折，大量血胸など）の評価が行われ，必要であれば直ちに輸血，輸液，止血を行う．中枢神経機能障害（Dysfunction of Central Nervous System）において，切迫する D（GCS ≦8，GCS2 点以上の低下，ヘルニア徴候）があれば頭部 CT 検査を行う．

PS で見つけなければならない疾患（TAF3X-MAPD）は，致死的な胸部外傷である T：tamponade（心タンポナーデ），A：airway obstruction（気道閉塞），F：flail chest（フレイルチェスト），X：tension pneumothorax（緊張性気胸），X：open pneumothorax（開放性気胸），X：massive hemothorax（大量血胸）と大量出血の原因である M：massive hemothorax（大量血胸），A：abdominal hemorrhage（腹腔内出血），P：pelvic fracture（骨盤骨折），切迫する D である．

多発外傷における顔面外傷での PS で重要なのは，気道閉塞と大量出血である．気道閉塞の要因としては，血腫，吐瀉物，不安定性骨折による気道閉塞（下顎骨多発骨折や LeFort 型骨折），意識障害による舌根沈下などである．血腫の場合，除去により再出血になることもあるため慎重に扱う．また，下顎骨多発骨折（関節突起骨折を含む）に伴う下顎後退により気道確保ができない場合，躊躇せず気管切開を行う（図 2）．

大量出血の要因は，血管損傷や骨折，軟部組織からの制御困難な出血である．顔面骨骨折における外傷性鼻咽頭出血の頻度は 4%，中顔面領域の骨折に限定すると 11% と報告されている[10]．鼻出

血の出血部位は内頸動脈系の血管と外頸動脈系の血管が吻合するキーゼルバッハ部からが大半であるが，翼口蓋窩に骨折が及ぶ LeFort 型骨折の場合，顎動脈の分枝である蝶口蓋動脈などが出血点となり，咽頭腔に血液が大量に流れ込むため止血に難渋することがある．また鼻咽頭出血以外の出血源が認められないにも関わらず収縮期＜90 mmHg が持続する場合や受傷後 6 時間以内に 10 単位以上赤血球輸血が必要な場合が難治性鼻咽頭出血とされ[11]，大量出血以外に意識障害，出血性ショックの病態を呈し救命が困難な場合もある．難治性鼻咽頭出血の頻度は 0.05〜1.2% と低いが，その致死率は 43% と報告されている[11]．

出血に対する処置の基本は，出血部位の確認と直接的な止血処置を行うことである．鼻前庭部からの出血であれば血管収縮剤を浸したガーゼ，バイポーラなどによる凝固止血が可能であることが多い．鼻咽頭や口腔からの出血は，徒手的圧迫止血，ガーゼタンポン，バルーンタンポン，ベロックタンポンなどによる圧迫止血を行う．頭蓋底骨折や髄液瘻がある場合にはタンポナーデ法は禁忌である[12]．出血点がわからない場合，圧迫止血による効果がない場合は血管造影により出血部位を同定し血管塞栓術が有用である．

血管塞栓術に関しては，マイクロカテーテルの改良や新たな塞栓材料の開発により高性能な digital subtraction angiography（DSA）による血管内治療の発達に伴い安全かつ確実に行われるようになった．頭蓋顎顔面領域の外傷に対する血管塞栓術の有用性に関する報告は多く，止血成功率は高いとされている．血管造影ができない状況であれば，骨折の一時的整復，顎動脈や外頸動脈の結紮術を選択せざるを得ない．血管塞栓術の利点は，出血部位の確認，治療，止血の確認ができること，選択的塞栓であるため止血効果が確実であること，繰り返し施行可能であることなどが挙げられる．一方，欠点として頻度は低いものの顔面神経麻痺，粘膜壊死，疼痛・腫脹や，内頸動脈系への塞栓物質の migration による神経脱落症状などの合併症が認められることである[13]．

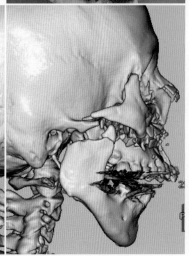

図 2.
症例 1：40 歳代，女性
飛び降り自殺による顔面多発骨折・右大腿骨粉砕骨折・
右足リスフラン関節脱臼骨折
止血困難な大量出血のため気管切開，下顎結合部，上顎
矢状骨折を可及的に整復しプレート固定，口腔内パッキ
ング，顎間固定により止血し得た．

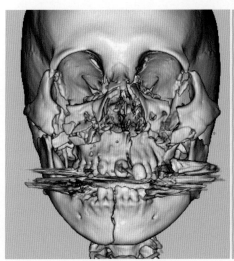
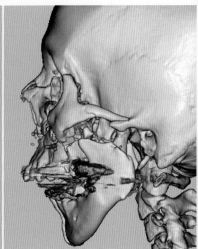

予後因子として AIS≧3 の頭部外傷において D-dimer 50 μg/ml 以上[14]，ISS≧16 の外傷における D-dimer 高値が報告されている[15]．D-dimer 高値は，組織低灌流による血管内皮細胞からの t-PA（tissue type-plasminogen activator）放出が原因の場合，外傷性脳損傷からのトロンボプラスチンによる凝固系亢進の場合があり，頭部外傷を合併する顔面外傷の場合，D-dimer は重要な指標となる可能性がある．この場合，血管塞栓術より短時間で確実に止血ができる結紮術を考慮する必要がある[11]．

外傷死亡の 10.3～28.9％は PTD（preventable trauma death）であり，直接死因の半数は大量出血，66％が初期治療に問題があったとされる[16]．本邦では，塞栓術を施行した顔面多発骨折の救命率は 20～57％で，海外の 62～82％と比較し低い[11]．PTD とならないために迅速かつ適切な診断・検査・治療（手術）をできるようにしなければならない．

2．Secondary survey（SS）

SS では，受傷機転や病歴聴取（AMPLE）（表7），胸部 X 線，骨盤 X 線，FAST，trauma pan scan による全身検査や処置が行われる．

SS で，頭部・頸部・顔面・胸部および骨盤内臓器・脊椎・上肢・下肢・体表など詳細な評価を行っていく．ここで確認するべき疾患は，胸部の外傷（PATBED2X）である．P：plumonary contusion（肺挫傷），A：aortic rupture（外傷性大動脈破裂），T：tracheobronchial rupture（気管・気管支破裂），B：blunt cardiac contusion（鈍的心損傷），

表 7．AMPLE

A	Allergy：アレルギー歴
M	Medication：服用薬
P	Past history/Pregnancy：既往歴/妊娠歴
L	Last meal：最終摂食時刻
E	Event/Enviroment：受傷機転/受傷現場の状況（現病歴）

E：esophageal rupture（食道破裂），D：diaphragmatic rupture（横隔膜破裂），X：pneumothorax（気胸），X：hemothorax（血胸）である．FAST は繰り返し行い，恥骨，腸骨，仙腸関節の圧痛の確認，骨盤 X 線で骨折の確認を行う．頭部 CT での頭蓋内損傷を評価する．頸部はカラーの前面を外し頸静脈怒張や呼吸補助筋の使用の有無，皮下気腫など評価する．

SS では，顔面外傷における緊急を要する損傷かを判断する必要がある．緊急手術の適応は，眼心臓反射（Aschner reflex），眼圧上昇，外眼筋絞扼，頭蓋骨開放骨折（脳実質露出），広範囲軟部組織損傷（重度の変形が予想される軟部損傷，顔面神経損傷など）などである．

3．Definitive care

SS で診断した治療を要する顔面外傷の中で，緊急度の高い外傷の代表格は，筋絞扼型の眼窩ブローアウト骨折で，24 時間以内に治療することが望ましい．受傷から手術までの期間と複視の予後は相関し[17]，さらに 2 週間以内の手術は術後合併症の発生頻度が低いとされる[18]．脂肪絞扼型は 2〜3 日以内，それ以外は 2 週間以内（後遺症を残さないためには出来るだけ早期手術が望ましい）に治療を行う[19]．治療方法の詳細については他稿に譲る．

Panfacial fracture は，交通事故などの高エネルギー外傷が主な原因であり多発外傷に合併する可能性が高い．30 歳代男性に多いとされ[20]，下顎，中顔面，頭蓋底を含む前頭骨の 3 領域のうち，2 領域以上の骨折を合併する広範な中顔面骨折と定義される[21]．重症度は FISS における骨折部位の点数の合計で決定され，鼻眼窩篩骨骨折，LeFort II，III 型骨折を有する症例は重症度が高くなる．

また，FISS と手術費用や入院日数は相関することが報告されている[22]．Panfacial fracture の治療では，正常な咬合の回復，眼球運動・眼位の回復，buttress の再構築による顔面形態（高径，横径，前後径）の回復が重要で，機能・整容に配慮した治療が求められる．しかし，外傷性髄液瘻を認める場合，保存的治療が行われることが多く骨折の治療が遷延するため，機能・整容面で良好な回復が得られない可能性がある．この場合，陳旧性骨折として二期的に骨切り術を含めた修正術を行うことも視野に入れ治療計画を立てる必要がある．Panfacial fracture の術後合併症は，31〜53.8％と報告されており頻度は高い[23]．受傷により生じた不可逆的な合併症として，眼窩下神経や下歯槽神経損傷による知覚障害，外傷性嗅覚障害，失明がある．特に外傷性嗅覚障害は，中等度以上の頭部顔面外傷の 19〜25％に生じると報告されている[24]．術後の合併症として，複視，眼球陥凹があり，初回手術での適切な手技が求められる．

その他，軟部組織損傷として顔面神経，舌下神経，三叉神経などの神経損傷，涙道損傷，耳下腺管損傷は診断の見落としがないよう注意する．

4．Tertiary survey（TS）

TS は，PS と SS の術後に行われる見落とし損傷，潜在損傷の検索であり，通常，すべてが落ち着いた後に ICU で実行される．Biffl らは，TS を実践することで見落とし損傷の発生率が 5.7％から 3.4％に減少したと報告している[25]．TS は，SS の trauma pan scan と全ての検査所見から行われる．

顔面外傷においては，SS で見落とされた軽微な骨折から神経損傷，涙道損傷，耳下腺管損傷などが TS で診断されることがある．

まとめ

外傷初期診療ガイドラインに沿った多発外傷に伴う顔面外傷の取り扱いに関して示した．各部の損傷は相互に関連しながら重篤化するため臓器別・領域別に特化した診療科の分担的な治療では救命が困難である．顔面外傷を扱う上で，外傷初期診療ガイドラインを十分に理解し，各フェーズにおいて適切な判断と治療を行うことが求められる．

参考文献

1) Baker, S. P., et al.：The injury severity score：a method for describing patients with multiple injuries and evaluating emergency care. J Trauma. **14**：187-196, 1974.

2) Champion, H. R., et al.：A revision of the trauma score. J Trauma. **29**：623-629, 1989.

3) Champion, H. R., et al.：Injury severity scoring again. J Trauma. **38**：94-95, 1995.

4) Shackford, S. R., et al.：Assuring quality in a trauma system-the Medical Audit Committee：composition, cost, and results. J Trauma. **27**：866-875, 1987.

5) Fallon, W. F. Jr., et al.：Benchmarking the quality-monitoring process：a comparison of outcomes analysis by trauma and injury severity score(TRISS) methodology with the peer-review process. J Trauma. **42**：810-815, 1997.

6) Hondo, K., et al.：In-hospital trauma mortality has decreased in Japan possibly due to trauma education. J Am Coll Surg. **217**：850-857, 2013.

7) Bagheri, S. C., et al.：Application of a facial injury severity scale in craniomaxillofacial trauma. J Oral Maxillofac Surg. **64**：408-414, 2006.

8) Zhang, J., et al.：Maxillofacial injury severity score：proposal of a new scoring system. Int J Oral Maxillofac Surg. **35**：109-114, 2006.

9) Hsieh, T. Y., et al.：A guide to facial trauma triage and precaution in the COVID-19 pandemic. Facial Plast Surg Aesthet Med. **22**：164-169, 2020.

10) Buchanan, R. T., et al.：Severe epistaxis in facial fractures. Plast Reconstr Surg. **71**：768-771, 1983.

11) 谷崎眞輔ほか：頭蓋顔面外傷における難治性鼻咽頭出血に関する検討：外頸動脈領域経カテーテル的塞栓術および外頸動脈結紮術の適応に関する凝固線溶系異常の観点からの考察．日外傷会誌．**33**：311-318，2019.

12) 桐山　健：顔面骨骨折に伴う大量の鼻出血に対し経カテーテル動脈塞栓術による止血が奏功した1症例．日口腔外会誌．**47**：373-376，2001.

13) Murakami, W. T., et al.：Fatal epistaxis in craniofacial trauma. J Trauma. **23**：57-61, 1983.

14) 高山泰広ほか：頭部外傷に伴う凝固・線溶系障害からみた病態，予後，治療について．脳神経外科ジャーナル．**22**：837-841，2013.

15) 早川峰司ほか：重症 外傷患者における搬入時のD-dimer高値はフィブリノゲン値に関係なく予後不良を示唆する．日外傷会誌．**30**：331-340，2016.

16) 小関一英：外傷治療の質の評価—Preventable trauma deathとTRISS method—．日外傷会誌．**13**：88-98，1999.

17) Hoşal, B. M., et al.：Diplopia and enoophtalmos after surgical repair of blow-out fracture. Orbit. **21**：27-33, 2002.

18) Brucoli, M., et al.：Analysis of complications after surgical repair of orbital fractures. J Craniomaxillofac Surg. **22**：1387-1390, 2011.

19) 嘉鳥信忠：【顔面骨骨折の治療戦略】眼窩ブローアウト骨折のABC. PEPARS. **112**：30-43, 2016.

20) Yang, R., et al.：Why should we start from mandibular fractures in the treatment of panfacial fractures? J Oral Maxillofac Surg. **70**：1386-1392, 2012.

21) Manson, P. N.：Panfacial fractures. Principles of internal fixation of the craniomaxillofacial skeleton trauma and orthognathic surgery. Ehrenfeld, M., Prein, J., ed. 293-305, George Thieme Verlag, New York, 2012.

22) Bagheri, S. C., et al.：Application of a facial injury severity scale in craniomaxillofacial trauma. J Oral Maxillofac Surg. **64**：408-414, 2006.

23) 山本信祐ほか：当科で加療したpanfacial fracture 13例の臨床的検討．日口外傷誌．**18**：35-43，2019.

24) Reiter, E. R., et al.：Effects of head injury on olfaction and taste. Otolaryngol Clin North Am. **37**：1167-1184, 2004.

25) Biffl, W. L., et al.：Implementation of a tertiary trauma survey decreases missed injuries. J Trauma. **54**：38-43, 2003.

PEPARS No.177：56-66, 2021

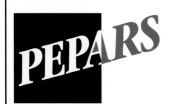

◆特集／当直医マニュアル　形成外科医が教える外傷対応

四肢外傷
切断指再接着

長谷川健二郎*

Key Words：切断指(amputated finger)，再接着術(replantation)，マイクロサージャリー(microsurgery)，血管吻合術(vascular anastomosis)，指尖部再接着術(fingertip replantation)

Abstract　近年，マイクロサージャリーにおける微小血管吻合法の進歩に伴い，切断指再接着術における生着率は向上してきた．ここでは，手術器具と手術用顕微鏡下で行う外径1mm以下の微小血管の吻合法(端々吻合)を中心に述べる．血管の縫合時に重要なことは，できる限り組織を損傷しないatraumaticな操作を心がけることである．血管内膜を損傷するとそこに血栓が付着して管腔を閉塞し，血管吻合が失敗に終わる．また，血管が捻れていたり，折れ曲がったりしても血栓を形成しやすくなるため，これらを防ぐことに注意を払わなければならない．

再接着可能時間

切断肢(major amputation)の再接着は，切断組織に筋肉を多く含むため，室温では5～6時間以内に血行を再開する必要がある．遅れることにより，再接着中毒症(血流再開時に筋組織の変性に伴うピルビン酸やカリウムなどの物質が急激に流入し，代謝性アシドーシスや高カリウム血症をきたし心停止や急性腎不全に陥ることがある)の危険性は高くなる．

これに対し，手指の再接着では筋肉を含まないために，室温で12時間までの阻血なら再接着は可能であり，さらに4℃で冷却保存を行えば24時間保存可能である．術者の問題や手術室の問題ですぐに対応できない場合や多数指切断症例(図1)の場合には4℃で冷却保存し時間調整を行う．

切断指の搬送と保存方法

切断指の汚れを落とす．この際，血管内膜を損傷するのでアルコールで断端を消毒してはいけない．

切断指は乾燥を防ぐため，生理食塩水で湿らせたガーゼで包んでビニール袋に入れ，そのビニール袋の外側から氷水で冷やし，冷却保存し搬送する(図2)(決して直接氷に切断指をつけたり，ドライアイスを使ったりして組織を凍結させてはいけない)．手術を待つ間であれば密封したビニール袋を保冷庫(4℃)に入れておくとよい．

手術適応

全身状態に問題がある症例，挫滅や汚染が高度な切断指や長時間の温阻血指などは再接着の対象にならない．一方，マイクロサージャリーの進歩に伴い，指尖部切断を含めて，再接着可能な切断指は，患者(家族)が手術を理解し希望する場合にはすべて再接着術の相対的適応となる．

* Kenjiro HASEGAWA，〒701-0192　倉敷市松島577　川崎医科大学手外科・再建整形外科学教室，教授

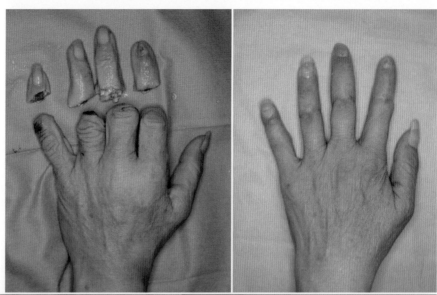

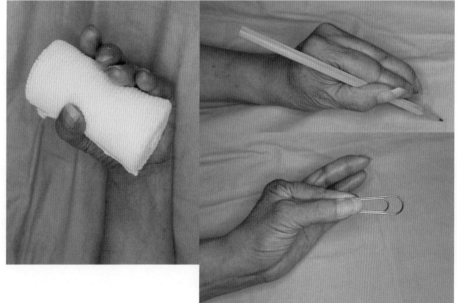

図 1.
54 歳，女性，左示指〜小
指完全切断
　a：術前
　b，c：術後 5 か月

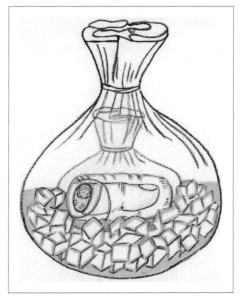

図 2.
切断指の処置・保存方法

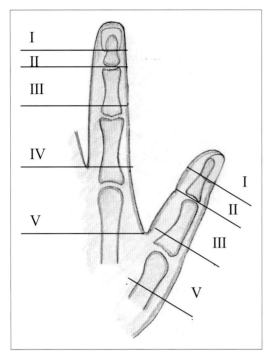

図 3. 切断レベルの分類（玉井の Zone 分類）[1]

理解すべき分類と解剖

切断レベルにより吻合方法が変化するので，玉井の Zone 分類[1]（図3）と指尖部における動脈・静脈の解剖（図4）は十分に理解しておく必要がある．また，切断端の状態による分類[2]（表1）を行う．

1．動 脈

動脈吻合は Zone Ⅲ より近位では固有指動脈を吻合する．この橈尺側の固有指動脈は末節骨掌側においてアーチ（distal transverse palmar arch；DTPA）を形成する．DTPA は概ね Zone Ⅰ と Zone Ⅱ の中間に存在し，ここから末梢に向かって数本の縦走する終末枝が分岐する．Zone Ⅱ では DTPA を利用することができるが，Zone Ⅰ ではこの終末枝を吻合することになる（図 4-a）．中央付近の末節骨の掌側に比較的太い終末枝を認めるが，多くの場合外径 0.3〜0.5 mm 以下の超微小血管吻合が必要となる（図 5-b）．

2．静 脈

静脈吻合は Zone Ⅲ より近位では背側皮静脈系の外径 1.0〜1.5 mm 程度の静脈を吻合する．Zone Ⅱ では背側皮静脈系の dorsal terminal vein（図 4-b）が利用できるが Zone Ⅰ では掌側皮下の網目状の静脈（図 4-c）を吻合することになり，動脈と同様に多くの場合 0.3〜0.5 mm 以下の超微小血管吻合が必要となる．

術前処置

受傷状況，搬入時状態を把握し，搬入までの出血量に注意し全身管理を行う．受傷機転を聴取し，切断指の損傷部位（図3）・状態（表1）を分類する．単純 X 線撮影，血行・運動・知覚を診察した後に伝達麻酔を施行し，十分に創洗浄を行う．

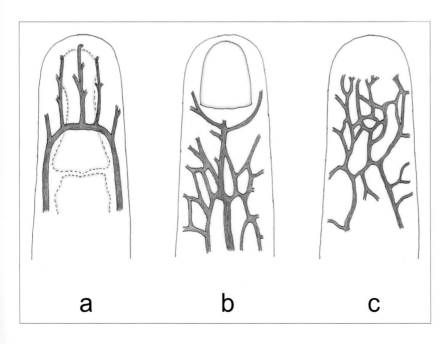

図 4.
指尖部の動脈・静脈解剖
　a：掌側の動脈解剖
　b：背側の静脈解剖
　c：掌側の静脈解剖

表 1. 切断端の状態による分類（山野の分類）[2]

鋭的切断	刃物などによる切断
鈍的切断	鉄板・電気鋸などによる切断：断端付近のみ挫滅
挫滅切断	プレス機などによる切断：切断指全体が挫滅
引き抜き切断	機械などに挟まれ，指を引き抜いた状態の切断

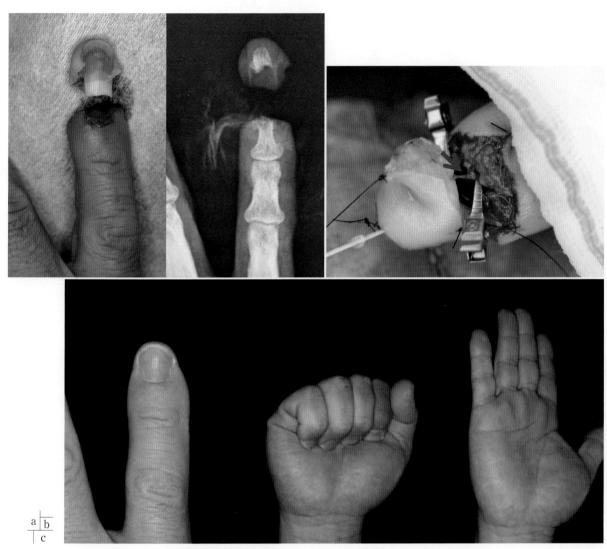

図 5. 症例 2：54 歳，男性，右小指完全切断（Zone Ⅰ）
a：術前
b：術中．赤矢印は吻合した外径0.5 mm の動脈を示す．
c：術後 10 か月

切断端からの出血は圧迫により十分止血可能である．止まらない場合には血管クリップを使用する．タニケットの使用も有効である．バイポーラによる凝固や結紮は行わない．

インフォームドコンセントのポイント

再接着術の利点・欠点を他の治療法（人工真皮による治療[3]など）と比較して説明し，患者（両親）が再接着術を理解し，希望していることを確認する．

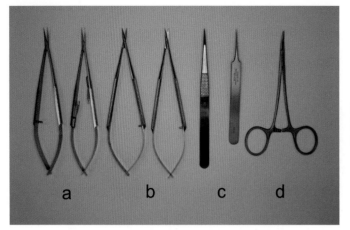

図 6.
血管吻合に必要なマイクロサージャリーの
器具
　a：持針器（ロック無しとロック付き）
　b：剪刀（直剪刀と曲剪刀）
　c：鑷子（2号と5号）
　d：血管剝離子

説明には次の内容を含めるようにしている.
- 手術時間は1指なら2〜3時間であるが，長時間になることもあること
- 輸血が必要になる可能性があること
- 術後1週間のベッド上安静が必要で，抗凝固療法の点滴を行うこと
- 3〜6か月の禁煙が必要であること
- 血栓形成により再度血管吻合術が必要となる可能性があること
- 生着しない可能性があること
- 生着しても運動障害・知覚障害が残ること

手　術

1．再接着術

　基本的には，麻酔は手指の再接着術であれば，伝達麻酔（成人の場合，0.75％アナペイン20 ml）で行う.出血が予想される場合や安静がとれない症例は全身麻酔下に行う.タニケットは必ず用意する.

　骨接合はキルシュナー鋼線かミニプレートが一般的である.

　伸筋腱および屈筋腱は原則として一期的に縫合する.

　神経は手術用顕微鏡下に縫合する.欠損がある場合には神経移植を行う.Zone I の指尖部切断では縫合できなくても比較的良好な知覚回復が期待できる.

　動脈・静脈は各々1本吻合できれば指は生着する.欠損がある場合には静脈移植を行う.再接着術のポイントはこの外径1.0 mm 以下の微小血管

をいかに正確に吻合できるかにかかっている.

　皮膚縫合は縫合皮膚に緊張がかからないようにする.皮膚欠損に対しては人工真皮で覆い，生着後に必要であれば植皮を行う.

　術後は指間にガーゼを入れ，緩めのドレッシングを行い，手の肢位は良肢位（ボールを軽く握った時の手の状態）に保ち，上腕から指先までのギプスシャーレ固定を行う.患肢は挙上し，再接着指の指尖部は常に観察できるようにしておく.

2．マイクロサージャリーによる微小血管吻合術[4]

A．マイクロサージャリーに必要な手術器具

1）持針器（図6-a）

　8-0以下の細い針を把持するための持針器である.ロック付きとロックなし，先端が曲がっているものと真っ直ぐのもの，持つ所がフラットなものとラウンドのものがある.一般的にはロックなしで先端に弯曲のついた，ラウンドタイプが多く使用されている.

2）鑷　子（図6-c）

　血管や神経の把持，血管外膜の剝離，軟部組織の剝離，糸の結紮など微細な手技をこの鑷子で行う.代表的な Dumont 社の製品では，0号より7号まで，号数により先端が太めのものから細めのものまで用意されている.臨床では，先端が細く鋭い5号を血管吻合に使用し，先端が太い2号を組織の剝離に利用することが多い.

3）剪　刀（図6-b）

　よく切れる先の細いものが必要で，直剪刀と曲剪刀の2本があれば十分である.

図 7. ▶
ディスポーザブルの血管クリップ
Single clamp と double clam

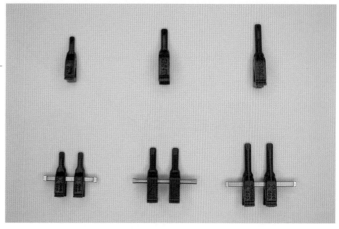

4）針付き縫合糸

針は丸針の taper point で，ステンレス鋼を材料としており，針と縫合糸の段差を小さくした糸付き針（atraumatic needle）である．針の弯曲度は円周の何分の1かによって弱弯曲から強弯曲に分類される．弱弯曲は1/4 circle（90°）から3/8 circle（135°），強弯曲は1/2 circle（180°）から5/8 circle（225°）に分けられる．マイクロサージャリーでは弱弯曲の3/8 circle が1番使用しやすい．

この糸は USP 規格のサイズで，12-0，11-0，10-0，9-0，8-0 ナイロン糸に分けられる．直径1 mm 以下の血管吻合には，一般に11-0，10-0の糸を使用している．12-0の糸は直径0.3〜0.5 mm 以下の場合で，指尖部切断再接着術やリンパ管静脈吻合術に用いている．

5）血管クリップ（図7）

血管クリップには single clamp と double clamp がある．Single clamp は主に一時的に切離した血管の出血を止めるのに用いる．Double clamp は血管吻合時に使用する．ディスポーザブルのクリップも市販されており，安価で便利である．

6）血管剝離鉗子（図6-d）

先端が細い目なしのモスキート鉗子．必ずしも必要ではないがあると便利である．

7）保護ケース

以上述べてきた手術器具は，非常に破損されやすいため，消毒や運搬には，中にショックを吸収するための多くの突起を持ったシリコンラバーが敷いてある特別なケースを用いるべきである．

B．血管吻合法（端々吻合法）

1）外膜切除（図8）

吻合する血管が用意できたら，血管周囲の脂肪，線維組織などを除去する．また，血管外膜を断端からわずかの距離だけ除去する．これは，外膜が吻合部の内腔に入ると血栓を形成するのを防ぐために行う．

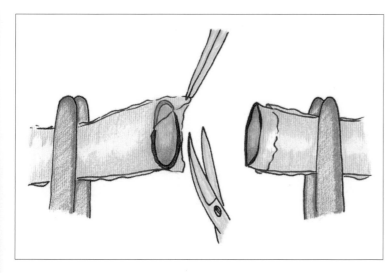

図 8.
外膜切除

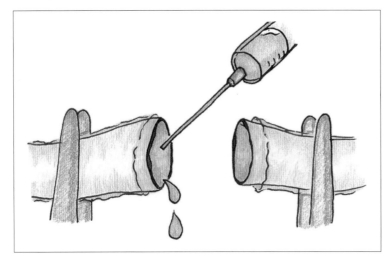

図 9.
血管内腔の洗浄

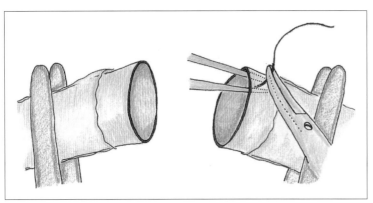

図 10. 第1針目の縫合（右血管壁への針の通し方）

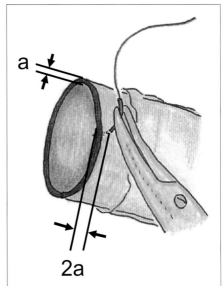

図 11. 針の刺入位置

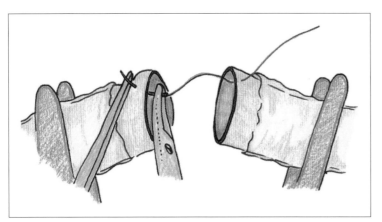

図 12. 第1針目の縫合（左血管壁への針の通し方）

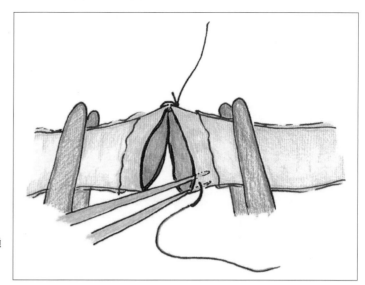

図 13.
第2針目の縫合(右血管壁への針の通し方)

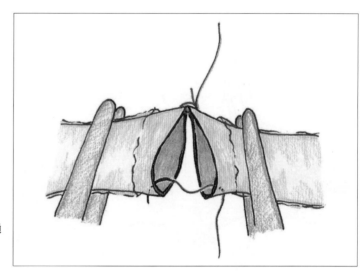

図 14.
第2針目の縫合(左血管壁への針の通し方)

2) 血管内腔の洗浄(図9)

外膜の処理が終わったら,ヘパリン加生食(生食100 ccにヘパリン1万単位)で内腔を洗浄し,血栓などを洗い流す.

3) 第1針目の縫合(支持糸の縫合)(図10〜12)

1針目は吻合部を断面で見て12時の位置(術者からできるだけ対側の位置)にかける.向かって右側の血管内腔にマイクロ鑷子を差し込み,軽く持ち上げ,開いた鑷子の間を狙って針を刺入する.針を刺入する位置は血管の太さや血管壁の厚さによって変える必要がある.目安は血管壁の幅の2倍以内である.

内腔に出てきた針を把持し,右手に持ち直す(他断端に同時に入れても良い).次に,向かって左側の血管壁の内腔12時の位置に針を通す.この時鑷子でカウンターをあて,針の先端を十分壁外に出す.血管の外に針先が出たらこれを把持し針の曲がりに沿って静かに引き抜き,結紮する.第1,2,3針目は後の操作に使うので長めに糸を残す.

4) 第2針目の縫合(図13,14)

2針目は断面で見て6時の位置となる.第2針目の刺入位置は第1針目より120°の位置にかけるCobbetのeccentric biangulation法と180°の位置にかけるSeidenbergのsymmetric biangulation法があり,前者は次の針を反対側の内膜に引っかけにくいという理由から一般に推奨されている方法である.しかし,臨床では血管口径が異なることが多く,筆者は後者を好んで用いている.

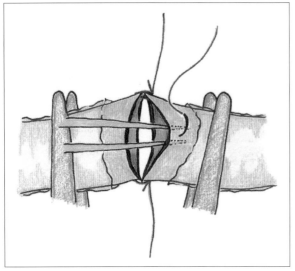

図 15. 第3針目の縫合(右血管壁への針の通し方)

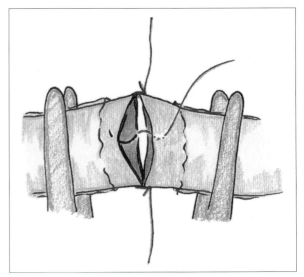

図 16. 第3針目の縫合(左血管壁への針の通し方)

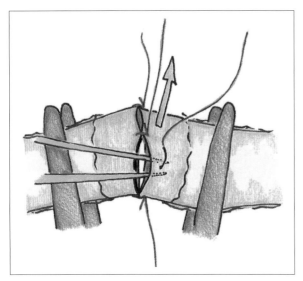

図 17. 第4針目の縫合

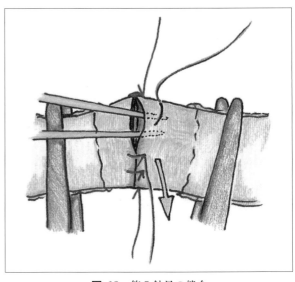

図 18. 第5針目の縫合

5）第3針目の縫合(前壁側の縫合)（図15, 16）

1, 2針目を上下方向に引っ張り緊張をかける. ヘパリン加生食で洗浄して内腔を確認し, 向かって右の血管内腔に鑷子を差し込む.

断面でみて, 3時の位置の血管壁に針を通し, 内腔に出てきた針先を左手で把持し, 引き抜く. この時, 血管の後壁まで刺してしまわないよう十分に気をつける. 続いて, 左側の血管壁にも針を通す. この3針目の糸は, 続く4針目, 5針目の針を通す時に引っ張ってトラクションをかけるのに利用するので長めに切る.

6）第4針目の縫合（図17）

先ほど3針目で長く残した糸を上方へ引っ張って, 4時30分の位置に4針目をかける. スペースが狭くなってきているので, トラクションの糸をうまく引っ張りながら針を通す.

7）第5針目の縫合（図18）

第4針目と逆の要領で, 今度はトラクションの糸を下方へ引っ張りながら1時30分の位置に5針目をかける(4針目と5針目の順番が逆になってもよい). これで前壁側の縫合が終了する.

8）後壁側の縫合（図19）

前壁側の縫合が終了したら, 血管クリップごと

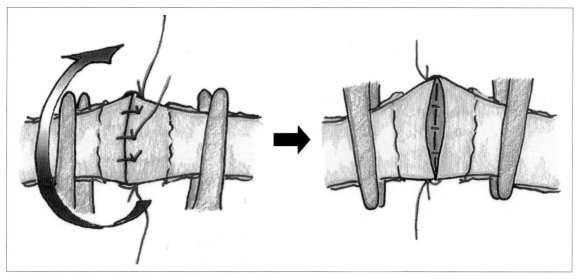

図 19. 後壁側の縫合

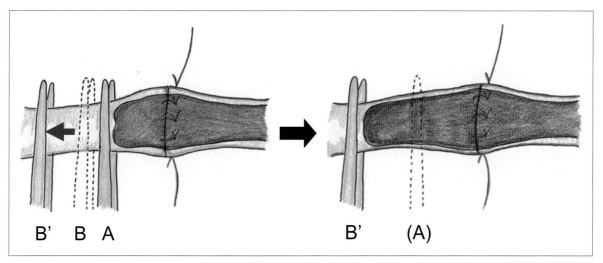

B' B A　　　　　　　　B'　　(A)

図 20. 吻合血管の開存のチェック（Patency test）

180°血管をひっくり返して前述の前壁側の縫合と
同様の手技にて後壁側を縫合する．順番に縫合し
ていくと，最後の1針を入れる際に内腔が見えな
かったり，鑷子が内腔に入らないことがあり，縫
合の最後から2番目の糸を結紮せずに，先に最後
の1針を通した後に結紮する untied suture tech-
nique を用いると便利である．

　すべての縫合が終了したら，血管の捻れを戻
し，縫合糸の間隔や緩みをチェックする．チェッ
クが終わったら，血管クリップを外す．血管ク
リップの解除は動脈では末梢側から，静脈は中枢
側から行う．血管内圧の低い方からクリップを外

し，縫合部からの出血の有無を確認する．もし吻
合部から血液の漏出が激しければ，再度クリップ
をかけて漏れている部分に縫合を追加する．縫合
部からの漏出性の出血は生食ガーゼの軽い圧迫で
容易に止血可能である．

　9）吻合血管の開存のチェック（図20）
　吻合が終了した後，吻合部の下流で血管の開存
を調べる（Patency test）．
　図20のように，Aで血管を鑷子などで軽く挟
んで血流を遮断し，もう1本の鑷子でB→B'と血
液を搾り出したのち，Aの鑷子を開放する．吻合
部が開存していればサッと血液が流れ込む．（こ

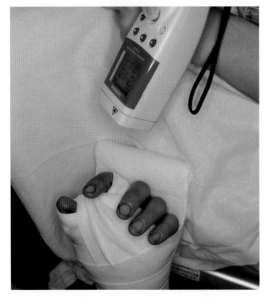

図 21. 非接触型皮膚温度計による皮膚温度測定

の test は内膜損傷の危険性があり，最小限にとどめる.）

血液の流入がなければ吻合部の閉塞が考えられるが，血管壁周囲の操作によって一時的に血管が攣縮し，これによって血流が途絶えている場合もあるので，キシロカインや塩酸パパベリンなどを血管壁に滴下して15分程待機する，改善がなければ直ちに再吻合を行う.

3．後療法
A．術後管理

血管攣縮予防のため，術後1週間はベッド上安静とし，患肢の固定，挙上，保温に努める．30°までのベッド挙上は許可している．患肢に直接冷風が当たらなければ，部屋の温度は患者が快適な温度（筆者らは25～26℃を目安にしている）に保ち，必要以上に高くする必要はない.

B．血流状態のチェック

血流状態のチェックは医師と看護師で行っている．術後安定するまでは2時間ごとにチェックし，安定したら4～6時間ごとに症例に合わせて延長している．血行不全を疑った時には必ず術者に連絡し，指示を仰ぐことが重要である．情報を互いに共有することを繰り返すことにより，その施設

の術後管理のレベルは向上していく．具体的なチェックの方法は，指尖部の色調・capillary refill・皮膚の緊張・皮膚温度を観察する．客観的指標として，種々の血行モニター法が開発されてきた[5]が，非接触型皮膚温度計が最も簡便で，コストも低く，血管攣縮の原因にもならない（図21）．術後安定した状態で，33℃以上あれば良好で，皮膚温度が経時的に2℃以上低下したら循環障害を疑う．30℃以下ではなんらかの問題が生じている．ただし，Zone I レベルの切断指の場合にはなかなか33℃以上にならない症例も経験する．この場合，経過の良好な症例では，少しずつ皮膚温度は上昇傾向を示す.

C．抗凝固療法

ウロキナーゼ12～24万単位/日，プロスタグランディン製剤80～120 μg/日，ヘパリンナトリウム6,000～18,000単位/日，を約1週間投与している.

D．リハビリテーション

術後，血管攣縮のない安定した症例では術後2週間目より自動運動を開始し，3週間目より他動運動を行っている.

参考文献

1) Tamai, S.：Twenty years' experience of limb replantation：review of 293 upper extremity replants. J Hand Surg. **7**：549-556, 1982.
2) Yamano, Y.：Replantation of the amputated digital part of the fingers. J Hand Surg. **10**：211-218, 1985.
3) 長谷川健二郎：【指尖部損傷治療マニュアル】指尖部損傷に対する人工真皮の応用. MB Orthop. **17**(2)：15-20, 2004.
4) 長谷川健二郎，木股敬裕：【縫合の基本手技】マイクロサージャリー：血管吻合. PEPARS. **14**：100-106, 2007.
5) 長谷川健二郎ほか：切断指再接着術後管理におけるパルスオキシメータの有用性. 日手会誌. **21**(5)：604-607, 2004.

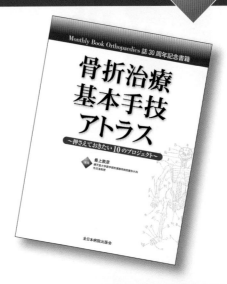
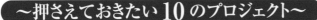
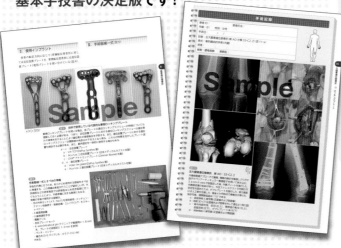

PEPARS No.177：68-76, 2021

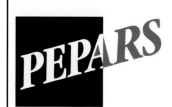

◆特集／当直医マニュアル　形成外科医が教える外傷対応

四肢外傷

四肢開放骨折の初期対応

四宮　陸雄*

Key Words：開放骨折(open fracture)，トリアージ(triage)，予防的抗菌薬(antibiotic prophylaxis)，デブリードマンと創管理(debridement and wound care)，創外固定(external fixator)

Abstract 　四肢開放骨折の治療戦略は感染を予防しつつ，短期間で損傷された骨組織や軟部組織の再建を終了し，外傷機能障害(preventable trauma disability)を最小限にすることである．特に複合組織損傷を伴う重度四肢外傷は初療の段階から救急部や手術部との協力体制が取れた施設に集約化され，骨と軟部組織の取り扱いに慣れた医師(orthoplastic surgeon)による加療が必須である．しかし，このような治療体制が24時間365日取れる施設は稀であり，残念ながら四肢開放骨折の集約化は未だに一般的ではない．多くの施設で形成外科医と整形外科医，場合によっては心臓血管外科医が協力しながら治療を進めていく必要がある．本稿では日本の現状を踏まえた上で，四肢開放骨折を取り扱う医師が初期対応を行う場合に考慮しなければならない重要な共通認識事項について最近のエビデンスなども含めながら解説する．

はじめに

　開放骨折は皮膚を含めた軟部組織が破綻し骨折部が外界に通じた状態である．しかし，その重症度はpin holeのようなものから主幹動脈損傷や複合組織損傷を伴う重度四肢外傷まで様々である．重症度が様々な四肢開放骨折であるが初期治療は文字に起こせば定型的と言っても過言ではない．しかし，その実際は日々変化しており複雑である．初期治療で施行しなければならない ① 開放骨折のトリアージ，② 予防的抗菌薬の投与，③ デブリドマンと創部管理，④ 骨折部の安定化について最近のエビデンスを含めながら紹介する．四肢開放骨折を取り扱う上で重要なことは，初期治療後に必要となる骨接合や軟部再建を見据えること，限られた時間軸の中で治療を完結しなければ

ならないスピード感である．つまり，四肢開放骨折を取り扱う医師はその治療戦略を共有し初期治療から密に協力し合わなければよい治療成績をもたらすことはできない．本書がその一助となることを願う

開放骨折のトリアージ

1．JATEC™の習得

　外傷診療には外科学，脳神経外科学，整形外科，麻酔科学や集中治療学など様々な分野を包括した知識と技能が要求される．局所の開放骨折にとらわれて，「木を見て森を見ず」にならないようにしなければならない．詳細は省くが外傷初期診療ガイドライン(Japan Advanced Trauma Evaluation and Care；JATEC™)には外傷診療に必要な標準的な知識と救急処置が示されており，外傷患者を包括的にトリアージする上で有用である．また，標準的な医学知識と処置技能を活かすためには様々な症例を想定した問題解決能力が必要である．模擬診療やシミュレーターを用い意思決定の

* Rikuo SHINOMIYA, 〒734-8553　広島市南区霞一丁目2番3号　広島大学四肢外傷再建学，准教授

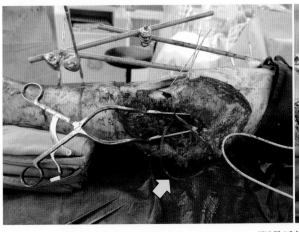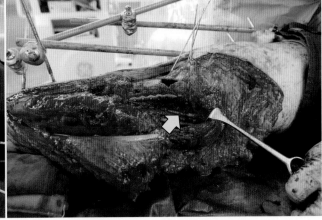

a | b

図 1. Temporary intravascular shunt（脛骨近位開放骨折に膝窩動脈損傷を合併した GA 分類ⅢC）
　a：点滴チューブをシャントチューブとして利用し，損傷膝窩動脈をバイパス（矢印）．この間に創
　　外固定など必要最低限の骨固定を行う．
　b：骨固定が終了すればシャントチューブを抜去し，大伏在静脈などを用いて血行再建を完了する
　　（矢印）．

資質を向上させることを目的とした off-the-job training である JATEC™コースも定期的に開催されており四肢外傷を取り扱う医師は受講すべきである．

2．血管損傷の診断

　主要血管損傷を伴った四肢開放骨折は適切な治療が行われなければ四肢切断に至る可能性が高く，緊急性が極めて高い．特に膝周囲の外傷では血管損傷を 16％に合併したとの報告もあり，常に疑いを持って診療しなければならない．1940〜1960 年代に報告された小動物を用いた研究結果から 6 時間以内の血行再建が勧められてきた．しかし，近年の systematic review の中で受傷後 6 時間以内に血行再建が施行された症例の救肢率は 87％，受傷後 3〜4 時間を経過すると救肢率が急激に低下することが報告された[1]．これは阻血後 4 時間を超えると骨格筋は不可逆性の壊死を生じ始めることに起因する．そのため主要血管損傷の早期診断と早期血行再建が不可欠であり，自施設で対応できない場合は対応可能な施設への速やかな転院が必要となる．血管損傷を疑う身体所見として，Hard sign（末梢動脈の拍動の消失，拍動性の出血，蒼白な四肢，拡大する血腫形成，thrill の触知，bruit の聴取）と soft sign（反対側と比較した末梢動脈拍動の低下，主幹動脈周囲を走行する末梢

神経の障害，一過性の動脈性出血や血圧低下，主幹動脈周囲の開放創，非拍動性の血腫，非拍動性の出血）が重要である．Hard sign を認めた場合は主要血管損傷と診断され，虚血時間によっては画像検査を省略し血行再建へ向かう必要がある．一方，soft sign を認めた場合は CT angiography などの画像検査で血管損傷を精査することが勧められてきた．しかし，身体所見のみでは下肢血管損傷が見逃される可能性も指摘されており，初療時に四肢を含めた全身造影 CT をルーチンで行うことを勧める報告もある．また，血管の内膜損傷に伴う血行障害は損傷部に形成される血栓に伴い遅発性に出現する可能性があることも注意しなければならない．繰り返しのモニタリングが重要であり，超音波検査は低侵襲で造影剤も不要なため有用である．血管損傷を伴った開放骨折の手術に関して血管修復と骨折部の安定性獲得のどちらを優先してもその後の切断率に差はないことが報告されているが，点滴チューブなどを用いた Temporary intravascular shunt を最初に留置することで阻血時間の短縮を狙うのが良い．シャントチューブに遊びを持たせることで末梢血流を保ったまま骨折部の整復と創外固定が可能となるためである．骨の安定性が得られた段階で静脈移植などを併用した血管再建を行っていく（図 1）．

表 1. Gustilo-Anderson 分類

Type	Details
I	Open fracture with a wound less than 1 cm long, low energy, without gross contamination
II	Open fracture with a wound 1~10 cm long, low energy, without gross contamination or extensive soft-tissue damage, flaps, or avulsions
III	A : Open fracture with a wound greater than 10 cm with adequate soft-tissue coverage, or any open fracture due to high-energy trauma or with gross contamination, regardless of the size of the wound B : Open fracture with extensive soft-tissue injury or loss, with periosteal stripping and bone exposure that requires soft-tissue coverage in the form of muscle rotation or transfer C : Open fracture associated with arterial injury requiring repair

(Garner, M. R., et al. : Antibiotic Prophylaxis in open fractures : evidence, evolving Issues, and recommendations. J Am Acad Orthop Surg. 28 : 309-315, 2020. より引用)

3. 四肢切断の基準

重度四肢外傷においては一期的な切断を考慮しなければならないことがある．一般的には四肢温存を優先し，治療が奏効しなければ二期的に切断を考えればよいとされる風潮があるが，一度再建された四肢を切断するのは思った以上に困難となる場合が多く，社会的損失や経済的損失も大きい．2008 年に発表された systematic review によると軟部組織欠損や血管損傷を合併した重度四肢外傷に対する治療法として再建もしくは切断どちらを選択しても機能予後は同等であったことが報告された[2]．重症度を評価するスコアリングなどを用いて切断基準を導き出す報告もなされているがエビデンスに基づいた明確な切断基準は存在しない．あくまでも私見であるが，高齢者の重度四肢外傷，下肢においては脛骨神経が骨短縮などを用いても確実に縫合できない場合は一期的切断の適応と考えている．下腿短縮の目安は Cavadas らが報告しているように下腿長の1/3程度（10 cm程度）以内に収めるのがよいと思われる．全身状態，年齢や足底の挫滅状況など，このほか考慮されなければならないことは多いが，再建となった場合は時間的制約があるため各施設や提携病院間で治療指針を取り決めておくことも重要である．

予防的抗菌薬の投与

1. 抗菌薬の全身投与（経静脈投与）

開放骨折治療を取り扱う重要事項の1つは感染症を予防することである．術後の感染率に主眼を置いた Gustilo-Anderson 分類（GA 分類，表1）は抗菌薬予防投与を行う上で重要な分類である．近年の治療戦略をもってしても GA 分類III以上の開放骨折の感染率は 10% と高い．2010 年以降，The Eastern Association for the Surgery of Trauma (EAST) や Surgical Infection Society により開放骨折に対する予防的抗菌薬投与のガイドラインが示された[3][4]．抗菌薬を投与するタイミングは受傷からできるだけ早期とすることが勧められており，それぞれの施設において搬送後早期に抗菌薬の経静脈的全身投与が行えるようなプロトコール作成を行わなければならない．GA 分類 I，IIの開放骨折はグラム陽性球菌のカバーを目的に第一世代のセファロスポリン（1 回 2 g を 8 時間毎の投与）が選択され，その投与期間は24時間以内が推奨されている[3]．一方，Gustilo 分類III以上の開放骨折に対してはグラム陰性桿菌もカバーする必要があり，セファロスポリンに加えてアミノグリコシドが併用されてきた．しかし，アミノグリコシドは聴覚障害や腎機能障害といった重篤な合併症があり，血中濃度の計測が不可欠である．また，外傷に伴い低血圧や容量減少が生じており腎機能障害のリスクが高い．このため近年ではセフトリアキソン（1 回 2 g を 24 時間毎の投与）が代用され，その投与期間は受傷後72時間が推奨されている．皮膚欠損を伴った開放骨折で皮弁などを用いた軟部組織再建が必要な場合は再建後 24 時間の予防的

表 2. Gustilo-Anderson 分類別の予防的抗菌薬選択

Severity of Open fracture	Recommended Antibiotic Prophylaxis
Type I and II fractures	**Preferred：** 　Cefazolin 2 g (3 g if > 120 kg) IV q8h **Severe beta-lactam allergy：** 　Clindamycin 900 mg IV q8h **Known MRSA colonization：** 　Add vancomycin 15 mg/kg IV q12h **Duration of prophylaxis：** 　24 hr
Type III fractures, no gross contamination	**Preferred：** 　Ceftriaxone 2 g IV q24h **Beta-lactam allergy：** 　Clindamycin 900 mg IV q8h + levofloxacin 500 mg IV q24h **Known MRSA colonization：** 　Add vancomycin 15 mg/kg IV q12h **Duration of prophylaxis：** 　48 or 24 hr after wound closure, whichever is shorter
Type III fractures, contamination with soil or fecal material	**Preferred：** 　Ceftriaxone 2 g IV q24h + metronidazole 500 mg IV q8h **Beta-lactam allergy：** 　Levofloxacin 500 mg IV q24h + metronidazole 500 mg IV q8h **Acutely intoxicated patients：** 　Piperacillin/tazobactam 4.5 g IV q8h *(Change to ceftriaxone + metronidazole when intoxication resolved)* **Acutely intoxicated patients with beta-lactam allergy：** 　Clindamycin 900 mg IV q8h + levofloxacin 500 mg IV q24h *(Change to levofloxacin + metronidazole once intoxication resolved)* **Known MRSA colonization：** 　Add vancomycin 15 mg/kg IV q12h **Duration：** 　48 hr after wound closure Consider infectious diseases consult
Type III fractures, contamination with standing water	**Preferred：** 　Piperacillin/tazobactam 4.5 g IV q8h **Beta-lactam allergy：** 　Levofloxacin 500 mg IV q24h + metronidazole 500 mg IV q8h **Acutely intoxicated patients with beta-lactam allergy：** 　Clindamycin 900 mg IV q8h + levofloxacin 500 mg IV q24h *(Change to levofloxacin + metronidazole once intoxication resolved)* **Known MRSA colonization：** 　Add vancomycin 15 mg/kg IV q12h **Duration：** 　48 hr after wound closure Consider infectious diseases consult

(Siebler, J., et al.：A performance improvement project in antibiotic administration for open fractures. J Am Acad Orthop Surg. 28：e34-e40, 2020. より引用)

抗菌薬投与が推奨されている[3]．糞便や土壌汚染がある場合は嫌気性菌を狙ったペニシリンの追加が勧められる．バンコマイシンの併用については一般的には推奨されていない．免疫不全患者など high risk 患者への併用にとどめた方がよい(表2)．

2．抗菌薬の局所投与

　抗菌薬の全身投与の問題点はその移行性にあり，必要な部位に必要な濃度の抗菌薬を副作用なしに届けることが難しい点である．抗菌薬を局所投与することで創部に高濃度の抗菌薬を作用させ

ることができるため近年報告が増えている.

A．抗菌薬含有骨セメント

抗菌薬の移行性が悪い骨軟部組織感染症に対し1970年代から抗菌薬含有骨セメント：polymethyl methacrylate（PMMA）を drug delivery として整形外科医は用いてきた．PMMA は生体非吸収性であるため二期的に取り出す必要があり，抗菌薬溶出効果も短期間といった欠点があった．このため生体吸収性の材料を使用した報告も散見されているが臨床的な優位性は示されていない．

一方，PMMA は Masquelet 法の出現により再度脚光を浴びている[5]．本法は開放骨折により生じた骨欠損部に PMMA を充填することでその周囲に形成される induced membrane を利用した骨再建方法である．抗菌薬含有 PMMA を用いることで局所の抗菌効果，死腔軽減も行えて有用である．しかし，薬剤溶出期間が短い PMMA を用いるため，PMMA を6～8週間留置する Masquelet 法では最小発育阻止濃度（MIC 値）を下回る抗菌効果により耐性菌の出現が危惧される.

B．バンコマイシンパウダー・アミノグリコシド溶解液

1）バンコマイシンパウダー（0.5 g～1 g）

約30年前にバンコマイシンを胸骨骨切り面に散布すると術後感染が有意に抑制できることが心臓血管外科領域から初めて報告された．以後，整形外科領域でも脊椎の術後感染予防に用いられてきたが，近年では骨折や開放骨折[6]への適応報告も増えてきた．局所の抗菌薬濃度を静脈投与より高濃度に設定可能であるが，全身の副作用は抑制できる点が優れている．骨芽細胞への影響も他の抗菌薬と比べ少なく[7]，臨床上も偽関節率が上昇するような報告はない[8].

2）アミノグリコシド溶解液（トブラマイシンもしくはゲンタマイシン80 mgを40 ml生食で溶解）

351例の開放骨折に対するアミノグリコシド溶解液の局所投与に関する報告も出ており，バンコマイシンパウダーと同様に術後感染の予防効果が得られ，偽関節率に影響しなかった[6]．バンコマイシンと異なり安価であること，高濃度であれば耐性菌に対しても抗菌効果が認められること，バンコマイシンでは得られないグラム陰性菌に対する抗菌効果も期待できるため開放骨折例で使用しやすい.

C．抗菌薬の局所投与の問題点

抗菌薬含有 PMMA でも記載したが，これら局所抗菌薬投与の問題点として，効果持続期間が挙げられる．ラット大腿骨骨折モデルを用いた研究の中でバンコマイシンパウダー投与後48時間までは経静脈投与より高濃度の抗菌薬集積効果が骨折部に認められたが，投与後96時間では消失することが報告された．MIC を下回る抗菌効果は耐性菌の出現に関与すると考えられており改善が必要と考えられる.

近年，圓尾らは高濃度ゲンタマイシンを創部へ持続注入する方法（Continuous local antibiotic perfusion；CLAP）を報告しており本邦で広がりを見せている．広範な起因菌に対する持続的な抗菌効果が発揮できる可能性があり注目されている．さらなるエビデンスの蓄積が期待されているが，抗菌薬の適正使用に反することも解決しなければならない問題点である.

デブリドマンと創部管理

この数十年で開放骨折に対する洗浄デブリドマンは大幅に進歩してきた．しかし，デブリドマンの手法や指標は術者の臨床経験に委ねられている．エビデンスに基づいたデブリドマンは未だに報告されておらず，一般的には異物や壊死した組織を切除し洗浄することが勧められている.

1．デブリドマンのタイミング

汚染を伴わない736例の開放骨折を調べた研究によると24時間以内に適切な外科的デブリドマンが施行できればその後の感染率に影響しないことが報告されている[9]．しかし，汚染された創部（糞尿・土壌・海水や泥水などの水汚染を含めた）を伴う場合は可能な限り早期にデブリドマンを行

うことが望ましい．

2．洗浄圧，洗浄液，洗浄量について

洗浄・デブリドマンに使用される洗浄圧や洗浄液の選択に関して一定の見解は得られていなかった．しかし，2015年，2,447例を対象とした大規模Randomized control study（RCT）であるFluid Lavage of Open Wounds（FLOW）trialの結果が報告された[10]．洗浄圧（high pressure［＞20 psi］，low pressure［5 to 10 psi］, or very low pressure［1 to 2 psi］）は術後感染に影響を与えず，洗浄液の違い（0.45％石鹸，生理食塩水）においては，石鹸を用いた洗浄液の感染率が生理食塩水を用いた洗浄液と比べて1.32倍高かったことが報告された．つまり，特殊な機器を用いず，生理食塩水で洗浄すれば良いという指針が示されたので参考にしても良いと思われる．

洗浄液量に関してもエビデンスのある報告はないが，GA分類Ⅰへは3L，Ⅱへは6L，Ⅲは9Lが一般的に用いられている

3．遊離骨片の取り扱い

デブリドマンにおいて特に難しいのが骨組織の取り扱いである．粉砕した小さな骨片は切除することで異論はないと思われるが，切除することで骨の構造上欠陥を生じてしまうような遊離骨片（Critical-sized bone）の取り扱いは議論が分かれている．一般的に感染リスクが高い外傷において軟部組織が付着しないような血流に乏しい骨片は感染の温床となると考えられ切除することが勧められてきた．Paprika sign（皮質からの出血確認）やTug test（鉗子や二本指で骨片をつまみ容易に切除できるか確認）を施行し出血しない，容易に取り除かれる骨片は切除される．これらの骨片を切除することで術後感染率は低下したが，偽関節，複数回の骨移植が必要となったという負の面も報告されている．骨片切除により巨大な骨欠損になると正常部位を犠牲にした血管柄付き骨移植や創外固定器を用いたBone transportが必要となる可能性が高くなり患者負担も大きくなる．Al-HouraniらはBOAST 4 open lower limb crite-

ria（orthoplastic approachを用いて72時間以内に軟部再建まで完了するガイドラインに沿った治療を行った症例）に含まれるGA分類ⅢB脛骨骨幹部開放骨折113例を用いた調査で異物や軟部組織を廓清した遊離骨片を利用して骨再建することの安全性と有用性を示した[11]．Orthoplastic approachによるしっかりとした創部管理から再建が施行できれば遊離骨片の利用も可能かもしれない．しかし，デブリドマンが十分かどうかの判断は過去も現在も変わらず執刀医に委ねられており明確な指標がないことは問題である

4．骨欠損に対する処置

長さ5～6cmを超える骨欠損の再建法としてはマイクロサージャリーを要する血管柄付き骨移植，創外固定を必要とするbone transport，induced membraneによるMasquelet法が挙げられる．骨欠損長が12cm以上では血管柄付き骨移植，12cm以下ではbone transportを勧める指針がある．どの方法を選択するにせよ，初療では骨欠損部の出血予防，死腔充填や抗菌薬局所投与目的に抗菌薬含有PMMAを充填することが簡便でよい．PMMAは熱を生じながら硬化するため生食を流しながら正常組織への熱障害を予防するように努め，いくつかのパートに分けて挿入しておくことで将来の取り出し作業が容易になる．

5．デブリドマンの間隔と創部管理方法

残念ながら適切なデブリドマンが施行できたかどうかを客観的に評価する方法がなく，術者の経験に委ねられている．このため，軟部組織欠損を伴ったGA分類ⅢB開放骨折の場合，24～96時間毎に手術室でデブリドマンを繰り返すことで壊死した組織を追加切除することが勧められている．

一方，デブリドマンとデブリマンの間のBridging therapyとしてNegative pressure wound therapy（NPWT）が頻用されている．これは2009年にStannardらが報告したRCTの結果に基づいたものであり，NPWTを用いた方がwet dressingに比べ感染率が低いと報告したことに由来する．しかし，米国の1施設，63骨折を対象とした小規

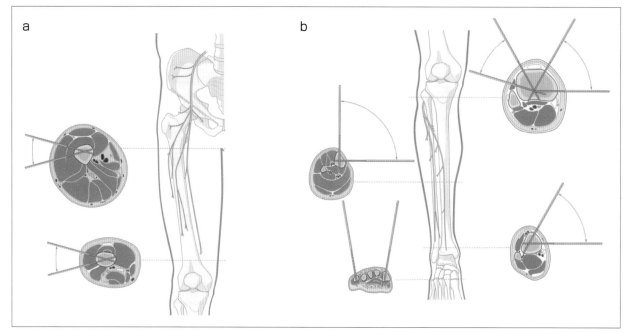

図 2. 下肢創外固定のピン挿入部安全領域
　a：大腿：近位・遠位ともに外側から前方が安全である．
　b：下腿：近位の脛骨結節レベルでは内側・外側ともに安全領域は広いが，遠位部
　　では内側から前方が安全領域となる．
（Ruedi, T. P. 著，糸満盛憲総編集，田中　正編集代表：AO骨折治療法　第2版．医
学書院，2010．より引用）

模試験であったためその信頼性には問題があった．近年，NPWTの有用性を否定する2つのRCTの結果が報告された．Wound Management of Open Lower Limb Fractures（WOLLF）trialでは英国の24か所に及ぶ外傷センターで460名を対象にNPWT群とwet dressing群の間で治療成績が比較された[12]．また，Tahirらは486名を対象にNPWTの有用性を検討した[13]．2つの報告ともに術後感染率や偽関節率は同等であり，費用対効果の観点からwet dressingを勧める結果となった．今後，NPWTの使用に関してはCLAPの併用など付加価値を与えることで感染率の減少につながるか検討して行く必要がある．

6．デブリドマンの指標と軟部組織再建のタイミング

　軟部組織損傷の程度により戦略は変わってくる．GA分類Ⅰ～ⅢAに関しては一期的創閉鎖が感染率や骨折偽関節率の点から考えても望ましい．一方，GA分類ⅢBのような軟部組織再建を必要とするような場合，Godinaは72時間以内に

軟部組織再建を終了することで感染率や合併症を軽減できると報告した[14]．英国整形外科・形成外科学会のガイドラインでは重度四肢外傷を集約化し72時間以内に骨折と軟部再建を終える仕組みを作成している．本邦の現状を鑑みると受傷7～10日以内の再建が目指すべき指標と考えられる．しかし，デブリドマンの最大の問題点は適切なデブリドマンが施行できたかを客観的に判断する指標がないことである．そこで，我々はデブリドマン後の組織培養に注目している．2017年，デブリドマン後に採取された深部組織の細菌培養検査が陽性であった場合，その後の感染率が高いことが報告された[15]．また，2018年にはこれまで定義がなかったFracture-related infectionを診断する目的で細菌培養用に深部組織から最低2か所，病理組織用に1か所組織を採取することがエキスパートオピニオンとして提唱された[16]．今後のエビデンスの構築が望まれるが，デブリドマン後の細菌培養検査や病理組織の検討により客観的なデブリドマンの指標が明らかとなるかもしれない．

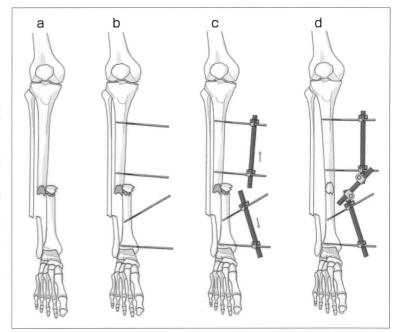

図 3.
モジュラー式創外固定器を用いた整復
手技
　a：脛骨骨幹部骨折
　b：各主骨片に血管神経走行部を避
　　け2本ずつピンを挿入
　c：バーにピンを固定しハンドル操
　　作が行えるようにする.
　d：2本のバーをハンドル操作し骨折
　　部を整復し, 3本目のバーを使用し
　　て2本のバーを固定する.
（Ruedi, T. P. 著, 糸満盛憲総編集, 田中
正編集代表：AO 骨折治療法 第2版.
医学書院, 2010. より引用）

骨折部の安定化

　開放骨折に関わらず, 骨折部を早期に安定化さ
せることには大きな意味がある. 骨折部が安定化
することで軟部組織の腫脹軽減, 疼痛軽減, 二期
的な軟部組織損傷が予防できる.

　GA 分類Ⅰ〜ⅢA であれば髄内釘やプレートを
用いた確定的な内固定を早期に選択することも可
能であるが, ⅢB に関しては初療では創外固定を
設置し, 二期的に確定的な内固定を行っていくこ
とが多い. 汎用性が高いのはモジュラー式創外固
定器である. 各主骨片の損傷部と神経血管走行部
を避けた安全領域（図2）にピンを2本ずつ挿入し
バーに接続する. 各主骨片に設置されたバーをハ
ンドル操作し骨折部を整復し, 3本目のバーでこ
れらを連結し固定する（図3）. 固定強度は骨折部
とピンとの距離が短く, 主骨片に挿入された2本
のピン間の距離が広く, 骨と創外固定器の距離が
短い方が強い.

参考文献

1) Glass, C. E., et al.：Improving lower limb salvage
　following fractures with vascular injury：a sys-
　tematic review and new management algorithm.
　J Plast Reconstr Aesthet Surg. **62**：571-579,
　2009.
2) Saddawi-Konefka, D., et al.：A systematic re-
　view of outcomes and complications of reconstru-
　ction and amputation for type ⅢB and ⅢC fra-
　ctures of the tibia. Plast Reconstr Surg. **122**：
　1796-1805, 2008.
3) Hoff, W. S., et al.：East practice management
　guidelines work group：Update to practice man-
　agement guidelines for prophylactic antibiotic
　use in open fractures. J Trauma. **70**：751-754,
　2011.
4) Hauser, C. J., et al.：Council of the Surgical Infec-
　tion Society：Surgical infection society guide-
　line：Prophylactic antibiotic use in open frac-
　tures：An evidence-based guideline. Surg Infect
　(Larchmt). **7**：379-405, 2006.
5) Mauffrey, C., et al.：Acute management of open
　fractures：proposal of a new multidisciplinary
　algorithm. Orthopedics. **35**：877-881, 2012.
6) Lawing, C. R., et al.：Local injection of aminogly-
　cosides for prophylaxis against infection in open
　fractures. J Bone Joint Surg Am. **97**：1844-1851,
　2015.
7) Rathbone, C. R., et al.：Effect of various concen-
　trations of antibiotics on osteogenic cell viability
　and activity. J Orthop Res. **29**：1070-1074, 2011.
8) Singh, K., et al.：Surgical site infection in high-
　energy periarticular tibia fractures with intra-

wound vancomycin powder : A retrospective pilot study. J Orthop Traumatol. **16** : 287–291, 2015.

9) Srour, M., et al. : Prospective evaluation of treatment of open fractures : effect of time to irrigation and debridement. JAMA Surg. **150** : 332–336, 2015.

10) FLOW Investigators., et al. : A Trial of Wound Irrigation in the Initial Management of Open Fracture Wounds. N Engl J Med. **373** : 2629–2641, 2015.

11) Al-Hourani, K., et al. : Orthoplastic reconstruction of type ⅢB open tibial fractures retaining debrided devitalized cortical segments : the Bristol experience 2014 to 2018. Bone Joint J. **101**-B : 1002–1008, 2019.

12) Costa, M. L., et al. : UK WOLLF Collaboration. Effect of negative pressure wound therapy versus standard management on 12-month disability among adults with open fractures of the lower limbs : The WOLLF randomized clinical trial. JAMA. **319** : 2280–2288, 2018.

13) Tahir, M., et al. : Negative pressure wound therapy versus conventional dressing for open fractures. Bone Joint J. **102**-B : 912–917, 2020.

14) Godina, M. : Early microsurgical reconstruction of complex trauma of the extremities. Plast Reconstr Surg. **78** : 285–289, 1986.

15) Bosse, M. J., et al. : METRC : Assessment of severe extremity wound bioburden at the time of definitive wound closure or coverage : Correlation with subsequent post closure deep wound infection (METRC bioburden study). J Orthop Trauma. **31** (suppl 1) : S3–S9, 2017.

16) Metsemakers, W. J., et al. : Fracture-related infection : A consensus on definition from an international expert group. Injury. **49** : 505–510, 2018.

PEPARS No.177：77-84, 2021

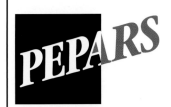

◆特集／当直医マニュアル　形成外科医が教える外傷対応

熱　傷

広範囲熱傷に対するチーム医療

林　稔*

Key Words：広範囲熱傷(massive burn)，初期評価(primary survey)，二次評価(secondary survey)，減張切開(escharotomy)，チーム医療(team approach for health care)

Abstract　広範囲熱傷患者に対する治療には救急科，形成外科のみならず，リハビリテーション科，精神科や看護師，社会福祉士など多職種が治療に関わる．治療内容としては受傷早期の全身管理から感染対策，手術，リハビリテーション，精神的ケア，社会復帰支援，瘢痕形成まで長期に亘るため，各 phase で適切な治療を行い，状況に応じてスムーズに引き継いでいく必要がある．救急科，形成外科が密に連携を取り，正確な診断を行い適切な治療方針をチームとして共有できれば，良い成績を収めるであろう．本稿では熱傷治療に関して救急現場での初期診療を中心に形成外科の役割とチーム医療を円滑に行う上での方法やコツを述べる．

はじめに

　救急外来で扱う形成外科疾患として顔面外傷や皮膚軟部損傷の対応をすることが多いが，熱傷も昼夜問わず診察する機会が多い．日本熱傷学会の統計によると入院加療を要する熱傷の患者数は夏場に比べて冬場の方が約 1.5 倍多いと報告されている．受傷原因としては火炎によるものと高温液体によるものが実数としては同程度あり，10 歳未満は高温液体による受傷が圧倒的に多く，20 代以降からは火炎の割合が逆転する（日本熱傷学会，熱傷入院患者レジストリー 2019 年度年次報告より引用）．熱傷対応に関しては初期対応が非常に重要であり，熱傷の初期診断や入院の適応基準などは習得しておくべきである．今回，熱傷治療に関して救急現場での初期診療を中心に形成外科の役割とチーム医療を円滑に行うための方法やコツを述べる．

ガイドラインについて

　熱傷治療に関して無作為対照化試験のメタアナライシスによるエビデンスは，初期輸液や栄養，局所療法としての軟膏については散見されるが，全体として非常に少ない．国際的には米国熱傷学会が1998年にガイドライン(Advanced Burn Life Support Course；以下，ABLS)を開示した[1]が，保険診療上の関係で治療内容を本邦へそのまま適応できない事情もあり，日本熱傷学会が2009年に「熱傷診療ガイドライン」を公表した．2015年には改訂版が公表された[2]が，熱傷学会のガイドラインでは広範囲・重症熱傷の急性期・集中治療を主とした，いわゆる入院加療を中心に提唱されている．一方，日本皮膚科学会も熱傷診療ガイドラインを公表しているが[3]，重症例のみならず軽症例も含め，一般に遭遇する熱傷患者に対して適切な診断・初期治療を開始することを目標としており，いずれも本邦における熱傷治療の指針となるものである．また，国際熱傷学会(International Society for Burn Injuries；以下，ISBI)もガイドラインを公表しているが[4]，対象が世界全体であ

* Minoru HAYASHI，〒830-8543　久留米市津福本町 422　聖マリア病院形成外科，診療部長

表 1. Artz の基準

この基準における予後改善の論文はなく，あくまでエキスパートオピニンの域を出ないが，臨床的に最も広く用いられている基準である．

軽症熱傷（外来で治療可能なもの）
 ① Ⅱ度熱傷で 15% Total Body Surface Area（以下，TBSA）以下のもの
 ② Ⅲ度熱傷で 2%TBSA 以下のもの

中等度熱傷（一般病院で入院加療を要するもの）
 ① Ⅱ度熱傷で 15〜30%TBSA のもの
 ② Ⅲ度熱傷で顔面・手・足を除く部位で 10%TBSA 以下のもの

重症熱傷（熱傷専門ユニットでの入院治療が望ましいもの）
 ① Ⅱ度熱傷で 30%TBSA 以上
 ② Ⅲ度熱傷で 10%TBSA 以上
 ③ 顔面・手・足の熱傷
 ④ 気道熱傷が疑われる場合
 ⑤ 軟部組織の損傷や骨折を合併する場合
 ⑥ 電撃症

なお，ここで示されている一般病院とは熱傷治療に慣れていない一般的な外科医しかいない病院を指す．

表 2. ABLS2016 における熱傷専門施設へ紹介の基準

熱傷専門施設で治療しても予後の改善はしないとする論文があるが，熱傷専門施設での治療により，入院期間が短縮し，合併症が減少すると言われており，専門施設への紹介は推奨されている[2]．

---

① Ⅱ度熱傷で 10%TBSA 以上
② 顔面・手・足・会陰部・関節部の熱傷
③ あらゆる年齢層における，Ⅲ度熱傷
④ 電撃症
⑤ 化学熱傷
⑥ 気道熱傷
⑦ 合併する既往症により治療が遷延したり，生存率に影響を及ぼしたりする可能性がある熱傷患者
⑧ 骨折などの外傷を合併している熱傷患者（ただし，外傷の治療が直ちに必要な場合は状態が安定した後に，医師の判断で決定される．）
⑨ 小児熱傷で小児の治療の設備が整わない場合
⑩ 特別に社会的な介入，精神的な介入もしくはリハビリ介入を必要とする熱傷患者

るためアフリカやアジア地域などの resource limited な環境下での治療を前提としているため，人材や物資を含め治療資源が豊富な本邦での治療に必ずしも適応するとは限らない．

　重症度判定と入院の基準に関しては，上記ガイドラインと照らし合わせると，臨床的には Artz の基準[5]または Moylan の基準が実用的である（表1）．また，ABLS でも熱傷専門施設へコンサルトする基準を提唱しており[1]，熱傷専門施設へ紹介する際にこの基準は役立つと思われる（表2）．

救急診療の実際

　病院ごとに初期対応のルール（walk-in はすべて形成外科が対応するとか，救急搬送は救急科が初期対応するとか，何％以下の熱傷は形成外科で初期対応するなど）があると思うので，救急外来における形成外科の役割に若干の違いはあると思うが，ABLS2016 年度版[1]を念頭に一般的な初期診療について述べる．

1．Pre-hospital care

救急の要請や患者からの電話相談などの受診依頼で熱傷を受け入れる際，病院到着までの対応については一般的に患部の冷却を推奨する．冷却は疼痛を緩和させ，部分的な熱傷の進展を軽減させる可能性がある．ただし，冷却の方法や時間に関しては議論の余地があり，一般的に Total body surface area（以下，TBSA）5％以下の熱傷に関しては 30 分を限度として水道水による冷却は推奨されている．TBSA 5％以上の熱傷に関しては低体温症のリスクが高まるので推奨されていない．

2．Primary survey（一次評価）

病院到着後の初期対応としては一般外傷とほぼ変わりがない．研修医の時に学ぶ ABCDE アプローチを基本とする．例えば，乳幼児がコーヒーをこぼして手から顔，胸腹部にかけて受傷した場合，初期段階では呼吸や循環などの全身状態は安定しており熱傷創に集中すれば良いと思われるが，自宅火災や工場の爆傷などは熱傷以外にも頚椎や四肢骨の骨折なども随伴する可能性を念頭に診察する必要がある．

A．気道（Airway）

気道の確保に関しては頚椎損傷の恐れがある場合は頚椎保護も必須になる．発語の有無の確認の際に，嗄声などを認めれば気道熱傷を疑い，気管支鏡検査を行う．また鼻毛が焦げている場合やガーゼで鼻腔内を拭ってススが付着する場合も気道熱傷を疑う．

B．呼吸（Breathing）

換気に関しては胸部聴診による呼吸音の左右差の有無，呼吸の速度と深さを評価する．気道熱傷を疑った場合は高流量の O_2 マスクを開始する．火災などでは CO 中毒なども念頭に血液ガス検査を行う．また，体幹や頚部に全周性の熱傷がある場合は減張切開の適応を検討する．

C．循環（Circulation）

循環動態に関しては血圧，脈拍数，健常皮膚の色で評価する．パルスオキシメーターも健常皮膚からモニタリングすることが望ましい．熱傷によるカテコラミン増加の影響で成人だと心拍数が 100 から 120 bpm に上昇することがあるが，それ以上の頻拍は並存する四肢・腹部外傷の有無や酸素化不良もしくは疼痛や不安が原因となる．そのほか，電撃傷の可能性や心房細動などの基礎疾患の有無，電解質の異常などを検討する必要がある．

また，ABLS2016[1]では TBSA 20％以上の熱傷に対する初期輸液についても言及しており，乳酸リンゲル液を 5 歳以下には 125 ml/h，6～13 歳までは 250 ml/h，14 歳以上を 500 ml/h で開始して，続く secondary survey で 1 日の必要量を算出後に調整をすると述べている．

D．意識（Disability）

一般的に熱傷患者は広範囲熱傷であってもはじめのうちは意識があることが多い．意識低下がある場合は，随伴する障害として CO 中毒や低酸素血症，そのほかの既往症を確認する必要がある．

E．環境管理（Exposure）

衣類を完全に除去した上で，体温の保持に努める．低体温症（中核体温が35℃以下）は熱傷深度を進行させ重症化の原因となるので，特に小児は保温に細心の注意を払う必要がある．そのほか，小児熱傷の場合は虐待の可能性についても検討が必要であり，熱傷のエピソードと受傷範囲に不可解な点がないことや，不自然な傷跡がないことも確認する．

3．Secondary survey（二次評価）

Primary survey が完了し，輸液が開始されると続いて secondary survey へと移行する．内容としては現病歴，既往歴の聴取，熱傷受傷前の体重の確認，頭部から爪先までの再評価，熱傷受傷範囲や深度の決定，全身管理（輸液管理，バイタルサインのモニタリング，経管栄養チューブや尿道カテーテルの留置，四肢末梢血流の評価と減張切開適応の検討，気道評価や挿管後の呼吸管理，疼痛や不安のコントロール，精神状態の評価と社会面のサポートなど），創傷管理が挙げられる．

これらは一般的には救急科が主体となって行うことが多いと思うが，形成外科が主体になるべきだと思われる部分について解説を加える．

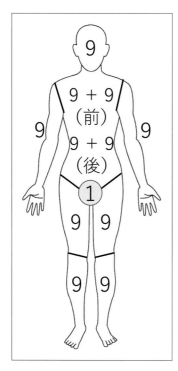

図 1.
9 の法則
最も簡単で覚えやすく，救急の初期診療において，熱傷範囲の概算を把握するのに適している．顔面，頭頸部を含めて 9%，上肢一肢で 9%，体幹は胸部 9%，腹部 9% を合わせて 18%，背部は 18%，下肢も大腿で 9%，下腿と足で 9% と区分され，陰部の 1% を合計すると 100% になる．

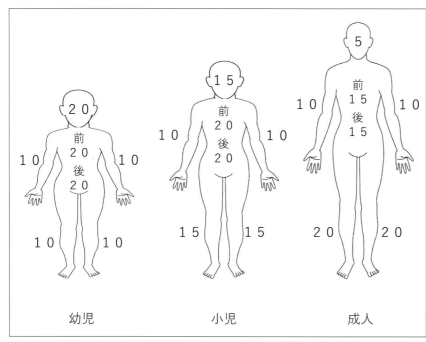

幼児　　　　　　　小児　　　　　　　成人

図 2.
5 の法則
9 の法則にならび，使用される頻度が高い簡便な熱傷範囲の算出法である．幼児や小児は頭部の割合が高いので，9 の法則で算出すると誤差が大きくなるため，5 の法則を使用する．

A．受傷範囲

　熱傷面積の測定法には 9 の法則，5 の法則，手掌法，Lund & Browder の法則が一般的である．救急対応などで即座に受傷面積の概算を出したい時に 9 の法則や 5 の法則は有用である．成人には 9 の法則（図 1）を幼少時は頭部の割合が大きく 9 の法則だと誤差が大きいので 5 の法則（図 2）を用いる．さらに成人の場合は手のひら 1 枚を TBSA 1% とする手掌法も部分的な熱傷面積を計算するには簡便である．

　最も正確な受傷面積の測定方法としては Lund & Browder の法則が有用であり（図 3），ここで算

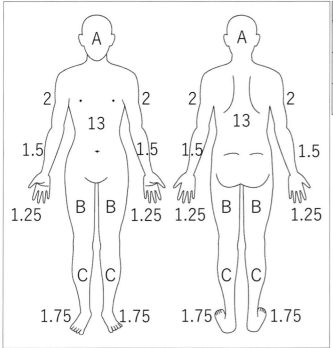

部　位	0歳	1歳	5歳	10歳	15歳	成人
A （頭部の 1/2）	9.5	8.5	6.5	5.5	4.5	3.5
B （大腿部の 1/2）	2.5	3.25	4	4.25	4.5	4.75
C （下腿部の 1/2）	2.5	2.5	2.75	3	3.25	3.5

図 3.
Lund & Browder chart
正確な熱傷面積を診断するために使用する.
年齢ごとに頭部や下肢の体表面積が変わるため，9 の法則や 5 の法則より詳細に面積を割り出すことが可能である.

定された熱傷面積が初期輸液量などを決定するための根拠となる．我々の施設では救急外来に数枚印刷して用意しておき，Ⅱ度熱傷，Ⅲ度熱傷を色分けしてチェックしておき，カルテ記載の時に詳細な面積を計算するようにしている.

B．熱傷深度

熱傷深度の評価分類として，一般的にⅠ度熱傷（Epidermal burn；EB），浅達性Ⅱ度熱傷（Superficial dermal burn；SDB），深達性Ⅱ度熱傷（Deep dermal burn；DDB），Ⅲ度熱傷（Deep burn；DB）の 4 つに分類される（図 4）．なお日本熱傷学会では筋肉や骨まで達する熱傷をⅣ度熱傷として定義している.

Ⅰ度熱傷の場合は，表皮のみの熱傷で症状としては受傷部皮膚の発赤のみで瘢痕を残さず治癒する.

Ⅱ度熱傷は症状としては水疱を形成する熱傷を指すが，通常これを深さにより 2 つに分類する.

浅達性Ⅱ度熱傷は形成された水疱を観察すると，水疱底の真皮が赤色を呈している．圧迫すると退色を認め毛細血管が機能していることがわかる．神経まで損傷していないため強い疼痛を呈することが多い．通常 1〜2 週間で表皮化し治癒する．一般に瘢痕は残さない.

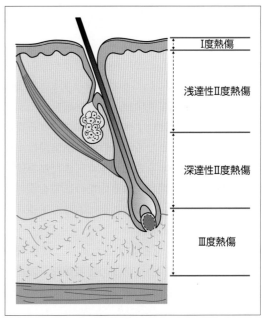

図 4．熱傷深度の分類
熱傷深度の分類として一般的にⅠ度熱傷，浅達性Ⅱ度熱傷，深達性Ⅱ度熱傷，Ⅲ度熱傷の 4 つに分類される．（熱傷学会用語集 2015 改訂版より改変引用）

深達性Ⅱ度熱傷は形成された水疱を観察すると，水疱底の真皮が白色で貧血状を呈している．また水疱底が赤色でも圧迫しても退色しない場合は深達性Ⅱ度熱傷と判断する．神経まで損傷しており注射針による pin prick test でも疼痛を訴え

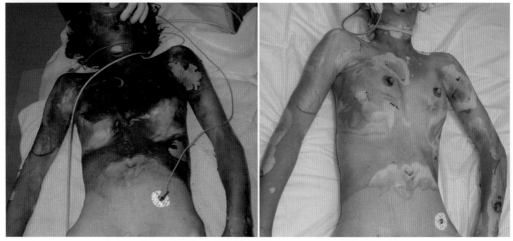

図 5. 広範囲熱傷患者の初診時所見と，その洗浄後の所見
ススなどの汚染を取り除くことで，熱傷創の面積や深度がより正確に判断できる．

ない．およそ3～4週間を要して表皮化し治癒するが，肥厚性瘢痕ならびに瘢痕・ケロイドを残す可能性が高い．

Ⅲ度熱傷は皮膚全層の壊死で白色レザー様，または褐色レザー様となったり完全に皮膚が炭化したりした熱傷も含む．受傷部位の辺縁からのみ表皮化するので治癒に1～3か月以上を要し，植皮術を施行しないと肥厚性瘢痕，瘢痕拘縮をきたす．

以上から熱傷深度はすべて受傷部における皮膚障害の深さが基準となる．一般的に熱傷創はⅠ度からⅢ度まで混在することが多く，また熱傷創自体も受傷から6時間程度は熱作用の影響を受けると言われているため，救急外来における正確な深度判定は困難を極める．

組織損傷の深さを推定するために，受傷機転（熱湯，油，火焔など），熱源の接触時間，表皮や真皮の厚さ，受傷部位の血流の程度を確認することが重要である．手掌や足底，背部の皮膚は厚く，たとえ火焔熱傷であっても手掌や足底は保存的に上皮化したり，Ⅱ度熱傷で済んだりすることがある．また末梢動脈疾患患者は熱傷の作用が遷延し，しばしば皮膚全層まで障害されるため注意が必要である．そのほか小児や高齢者は皮膚が薄く，温湯（60～70℃）程度の高温液体でもⅢ度熱傷になる可能性が高いので，熱傷範囲によっては入院加療を検討する必要がある．

C．洗　浄

創傷に油や泥，ススなどで汚染がある場合，温水もしくは温生食で洗い流す必要がある（図5）．当院では泡石鹸を使用することが多いが，0.05％クロルヘキシジン（ただし粘膜に対しては0.02％以下まで希釈が必要である）を使用することもある．なお広範囲熱傷の場合は，低体温に留意する必要があり室内の温度を上げるか体の部位ごとに洗浄する部分のみを露出させるなどの工夫を要する．

またシャワーによる水療法に関してはMRSAや多剤耐性緑膿菌の温床になりやすく，受傷早期の使用は推奨されていない．シャワーノズルや浴槽の定期的な消毒や監視培養など感染予防策が必要であるが，当院では救急外来での初診時と植皮生着後にシャワーは多用するが，それ以外はベッド上で温生食を利用することが多い．

なお洗浄の際は医療従事者の感染予防にも留意しないといけない．ビニル性のガウン着用はもちろんのこと，ヘッドキャップ，ゴーグル，マスク，足袋（長靴やゴミ袋で足を覆いテープで止めることもある）まで重装備で洗浄してもシャワー室では足元が汚染してしまうことをしばしば経験している．

D．創傷管理とドレッシング

洗浄後すみやかに軟膏処置を行うが，軟膏の選択に関しては創傷の状態や，局所治療の目的によって第一選択薬は異なってくる．本稿では広範囲熱傷を前提として述べる．基本的に湿潤環境維

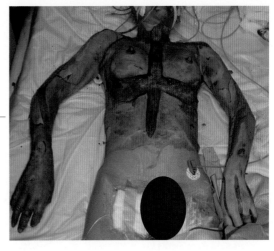

図 6. ▶
減張切開

浮腫による呼吸障害や四肢の末梢循環障害を予防するため，焼痂部位に対して長軸方向に筋膜上まで切開を加えて減圧させる．また手に関しては指尖部の refilling を確認し，手背部は伸筋腱間を手指部は側正中線を切開するようにする．

持を目的とするのでワセリン軟膏基剤を基本として間違いはない．ワセリン軟膏単独でよいと思われるが，病院ごとに救急外来に大量に常備されている軟膏を選択する．広範囲Ⅲ度熱傷の場合はゲーベン® クリーム（田辺三菱製薬）が推奨されているが，当院では連日洗浄処置を行うこと，焼痂部分は早期切除（受傷後 5〜7 日以内の切除）を行うことを前提とした上でワセリン軟膏を選択することが多い．軟膏の上には非固着性ガーゼとガーゼで被覆後，包帯処置となる．なお，当院では非固着生ガーゼとガーゼが一体となったメロリン® ガーゼ（Smith & Nephew）を使用している．

E．減張切開

頚部や胸部，四肢において全周性に深達性Ⅱ度熱傷やⅢ度熱傷を受傷すると，数時間後に浮腫が進行するため呼吸障害や四肢の末梢循環障害を起こすことが多い．そのため焼痂部位に対して長軸方向に切開を加えて減圧させる必要がある（図 6）．静脈麻酔などを用い鎮静下に電気メスを用いて切開する．筋膜上まで切開することで，減圧を図ることが可能である．特に手に関しては，手背部は伸筋腱間を手指部は側正中線を切開する．

3．救急科との連携

上記までの工程を経て患者は入院することになるが，全身状態管理が主体であれば救急科が主科となったり，全身状態が落ち着いていれば形成外科が主科となったりすることが多いと思う．今回は救急科が主科となった場合の形成外科としてのアプローチの仕方について私の方法を述べる．基本的にチーム医療に絶対的な正解はないので，病院の数だけ正しい方法が存在すると思うが，一意見として参考になれば幸いである．

私の場合は役割分担を明確にすることが非常に重要と考えるので，輸液や気道管理，感染管理に関しては救急科に一任している．その代わり，

日々のドレッシングや手術に関しては責任を持って治療計画を立てるようにしている．熱傷治療に関しては全焼痂切除をどのタイミングで完遂するかを最初の目標とし，次に植皮をどの順番で行うべきか（これはデブリードマンと同時進行になることがしばしばある）を入院時に設定している．全身状態や植皮の生着具合によって手術日程が前後するのは当然であるが，この計画を形成外科内だけで共有するのではなく，その都度救急科に伝えられるほど連携が取れているかどうかで治療にかかる日数が大幅に変わることを経験している．

まず形成外科本位の意見となるとデブリードマンは早期切除（受傷後 5〜7 日以内の切除）を目指したいので 1 週間以内に完了することが理想である．植皮に関しても気道熱傷があり今後気管切開の可能性があるならば頚部の植皮を優先し，中心静脈刺入部に熱傷があれば鎖骨周囲や鼠径部への植皮を優先する．さらに皮膚に余裕があれば手部の植皮を初回のデブリードマンと同時に行いリハビリテーションを可及的速やかに行えるように工夫することで QOL の改善を目指す．TBSA 30% 以上の熱傷で培養表皮治療が必要となれば受傷から翌日もしくは翌々日には表皮培養のための採皮が行えるように準備をすることも大切である．

しかし，当然理想通り治療が進まないのが熱傷である．ショック期の離脱に時間が掛かるかもしれないし，創部感染でデブリードマンを早めなければいけなくなることもしばしばある．デブリー

ドマンに関しても若いレジデントの多い研修施設では古典的なルールに則り1回の手術は2時間以内 TBSA 20%以内に仕上げること[7]は基本であるが，全身状態によっては体位変換が不可能かもしれないし，手術に耐えられるかを麻酔科と協議したり，術後管理の面でどれ程持ち堪えられるかを救急科と協議したりする必要がある．また優秀な救急科と連携が取れるならば古典的なルールを超えて手術時間が少し延びたとしても1回の手術でデブリードマンを完遂することもある．そのほか例えばある木曜日に受傷した広範囲熱傷患者が入院したとして翌日の状態で救急科と相談し，受傷機転から汚染が強かったり，輸液の反応が悪く利尿が得られなかったり，wound sepsis の可能性など，少しでも不安があれば超早期切除（受傷後48時間以内の切除）に踏み込むリスクと人手の少ない週末の緊急手術のリスクを協議し，人手の多い平日のうちに緊急手術を行うこともしばしばある．救急病院で働いている以上，救急科に頼まれたことに関してはすべて受け入れる姿勢とその余裕を持つことは非常に大事である．併診する重症熱傷患者がいる時は，毎日必ず救急科のカンファレンスに参加し全身状態の把握と手術時期の確認を行っている．日々の熱傷処置に関しても，疼痛鎮静管理や挿管チューブの管理をお願いするなどして一緒に治療を行うように努めることで，チームとして円滑に診療が進むと考える．医師だけでなく看護師との連携も重要である．日々の熱傷治療に必要な軟膏やガーゼの量，処置の開始時間を厳守することなど治療に掛かる時間を短くする努力を行うことで看護師の業務を少しでも減らせるように配慮する．リハビリテーションの先生にも処置の時間をお伝えし，処置の時に ROM の確認をすることで，関節を動かすことで植皮が脱落しないかを直視下に確認できるし，触って良い部分や擦れて欲しくない部分の確認もできるため，より安全に効率よくリハビリテーションができる．日常診療中のコミュニケーションから手術に参加したい救急科の先生がいらっしゃればデブリードマンや採皮，植皮も参加していただき手術の大事

なところを指導しながら任せることで連携は深まると思う．「植皮が生着すれば全身管理をしてくれた救急科のおかげであり，植皮が生着しなければデブリードマン不足のわれわれ形成外科の責任である．」と常に感謝の気持ちと反省の弁を表すことで，お互い気持ちよく診療ができている．

以上が私の考える救急科との連携であるが，基本的に熱傷診療はマンパワーと多大な時間や労力を要するものである．平日と週末の各々の科やコメディカルのマンパワーを把握することで治療にかける労力に減り張りを付けられるように調整するのも形成外科の仕事である．チーム医療を得意とする形成外科にとっては，それほど困難なことではないと思う．

まとめ

救急現場で遭遇する広範囲熱傷患者に対する初期対応と，チーム医療の方法を述べた．一部私見があり大変恐縮であるが参考になれば幸いである．

本論文において他者との利益相反はない．

参考文献

1) Pham, T. N., et al.：Advanced Burn Life Support Course provider manual 2016 update. American Burn Association. 1-129, Chicago, 2016.
2) 一般社団法人日本熱傷学会学術委員会：熱傷診療ガイドライン（改訂第2版），斎藤大蔵ほか．1-106，一般社団法人日本熱傷学会，2015.
3) 吉野雄一郎ほか：熱傷診療ガイドライン．日皮会誌．**127**：2261-2292，2017.
4) ISBI Practice Guidelines Committee：ISBI Practice Guidelines for Burn Care. Burns. **42**：953-1021, 2016.
5) Artz, C. P., Reiss, E.：The Treatment of Burns. Saunders. 1-250, Philadelphia, 1957.
6) 日本熱傷学会用語委員会　熱傷用語集改訂検討特別委員会編：熱傷用語集 2015 改訂版．51-52，2015.
7) Cancio, L. C., et al.：Guidelines for Burn Care Under Austere Conditions：Surgical and Non-surgical Wound Management. J Burn Care Res. **38**(4)：203-214, 2017.

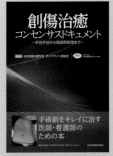

PEPARS　No.177：86-92, 2021

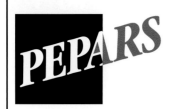

◆特集／当直医マニュアル　形成外科医が教える外傷対応

熱　傷

小児広範囲熱傷に対する 救急マニュアル

櫻井　裕之*

Key Words：小児熱傷(pediatric burn)，体表面積(body surface area；BSA)，重症度(severity)，熱傷瘢痕(burn scar)，植皮術(skin grafting)

Abstract　　安全性が確立した現代社会において広範囲熱傷患者の発生頻度は減少したが，突発的な事故・災害などにより稀に発生し得る．救命のためには，高度な専門医療体制が不可欠であり，初療の時点での重症度判定が極めて重要である．チーム医療体制が確立した施設内での形成外科医も，熱傷の病態生理を理解した上での局所管理が求められる．特に小児広範囲熱傷に対しては，救命後に発生し得る機能面・整容面での障害を予測し，最適な治療法の選択を行うことが肝要である．

はじめに

　熱傷は体表面における急性創傷の内で最も多く遭遇する外傷のひとつであり，形成外科医にとって熱傷患者に対する的確な対応は習熟すべき技量のひとつである．一方で広範囲重症熱傷は最も侵襲度の高い外傷であり，高度に細分化された昨今の医療体制の下で形成外科単独で全ての熱傷患者の治療を完結することは不可能である．特に重症熱傷患者は，高次の熱傷専門施設に収容され，救急医・集中治療医による全身管理と形成外科医による創管理に加え，看護師，薬剤師，栄養士，理学療法士，医療福祉士など他職種にわたる高度な医療チームによる集中的なケアを要する．したがって，形成外科医が救急外来で熱傷患者に遭遇した際の最重要課題は，速やかに的確な重症度判定を行い，治療に適した施設を選別することである．

　熱傷の重症度は受傷面積と熱傷深度に規定さ

れ，熱傷指数(burn index：BI＝1/2×Ⅱ度熱傷面積(％)＋Ⅲ度熱傷面積(％))により数値化される[1]．しかし小児の場合，熱傷深度判定と熱傷面積算定の両者ともに成人と異なる要素を含んでおり，時に正確な重症度判定に難渋する場合もある．本稿においては，小児広範囲熱傷患者の重症度判定における留意点を解説するとともに，より高次の熱傷専門施設に転送する際に行っておくべきこと，さらには自施設で管理する場合に必要な知識，技能に関して詳述する．

小児広範囲熱傷における留意点

1．病歴聴取

　近年わが国においては，家庭環境における安全性が高まり，日常生活において小児が広範囲の重症熱傷を受傷する機会は極端に減少した．筆者が形成外科専門医資格を取得した1990年代においては，異常高温となった風呂への小児転落事故が散見された．しかしその後家庭内給湯システムの温度管理が徹底され，このような家庭内事故は激減した．しかし，現代の家庭環境においても軽度な熱傷リスクは残っており，その延長線上に中等度～重度の小児熱傷患者が発生する．熱傷受傷機

＊　Hiroyuki SAKURAI, 〒162-8666　東京都新宿区河田町 8-1　東京女子医科大学形成外科，教授

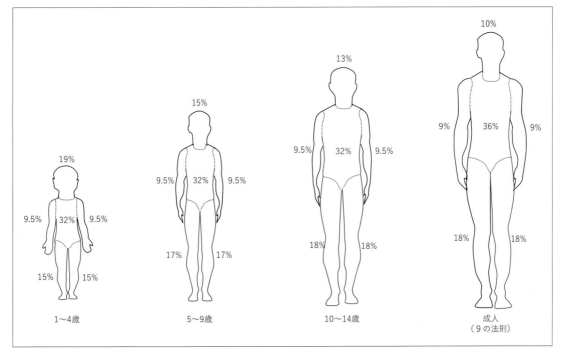

図 1. 各年齢における身体各部位における体表面積比
小児においては，頭部の比率が成人に比較し大きく，四肢，特に下肢の体表面
積比率が小さい．その傾向は成長に伴い成人に近づくが，熱傷面積の算定にお
いて成人に用いられる 9 の法則は適応できない．

転は月齢・年齢に応じた傾向があるため，患児の
発達段階を念頭に置いて注意深い病歴聴取が必要
である．新生児や乳児初期は行動範囲が極めて限
定されるため，熱傷の原因は養育者の過失による
ことが多い．生後 5 か月を過ぎると目の前のもの
に積極的に手を伸ばすようになるため，周囲に置
かれた容器内の高温液体をひっくり返す受傷機転
が増える．10 か月を過ぎると，つかまり立ちや独
歩が可能になり行動範囲が飛躍的に拡大するが，
危険察知能力は欠如しているため種々の熱源
(ポットや容器内の高温液体，アイロン・炊飯器な
どの家電製品，灰皿に放置されたタバコの火な
ど)による受傷が増加する．1 歳前後にやっと手が
卓上に届くようになり，保護者が目を離した際に
高温液体を被り受傷する熱傷は特徴的である．下
顎・頸部から前胸部にかけて特徴的な熱傷形態を
呈するため，我々は涎掛け(エプロン)熱傷と呼称
している[2]．熱傷深達度はⅡ度に留まることが多
いが，熱傷面積が比較的広く入院加療を要するこ
ともある．2〜3 歳を過ぎると会話を通じて教育が

可能となるため，家庭内での熱傷発生頻度は減少
するが，家庭外での活動により熱傷原因が多様化
する．学童期になると学習能力の向上に伴い，熱
傷頻度はさらに減少する．
　このような小児の発達段階に応じた受傷機転の
傾向を理解しておくことは，病歴聴取の際に蓋然
性の低い受傷機転から虐待の可能性に気付く上で
重要である[3]．

2．熱傷面積算定

　小児は，体表面における頭部の比率が大きく，
胴長で，上肢に比して下肢が短いなどの身体的特
徴を有する．成長に伴い徐々に成人に近づくが，
広範囲熱傷における熱傷面積算定に最も頻用され
る 9 の法則を適応できるのは思春期以降である[4]．
したがって，それ以前の成長過程にある小児にお
いては，前述の身体的特徴を加味した上で，年齢
に応じた体表面積比率に基づき熱傷面積を算定し
なければならない(図 1)．
　一方で手掌の面積は，いずれの発達段階におい
ても概ね体表面積の 1％と算定できるため，これ

を基準に熱傷面積を算定する手掌法は簡便かつ有用である.

3.熱傷深度の判定

小児は成人に比して皮膚が薄く,同じ熱エネルギーによる侵襲でもより深達度の高い熱傷になりやすい.したがって受傷機転に関する病歴からの深達度を予測はできず,必ず視診により,Ⅰ度(発赤のみ),Ⅱ度(水疱形成),Ⅲ度(羊皮紙様)の熱傷深度判定を行わなければならない[4].小児の受傷機転としては高温液体による scald burn が多く,Ⅱ度熱傷と判定されることが圧倒的に多いが,実臨床において重要な点は浅達性Ⅱ度熱傷(SDB)と深達性Ⅱ度熱傷(DDB)の判別である.この鑑別法としては,針を刺して疼痛の有無を調べる pin prick test,毛を抜いて抵抗や疼痛の有無を見る抜毛法,圧迫・解除により毛細血管の refilling を見る圧迫法などがあるが,救急外来で小児広範囲熱傷に対して上記鑑別法は困難なことが多い.これに対してはレーザードップラー血流計による創面の血流測定,ビデオマイクロスコープを用いた表面形態,血管構造,血流観察などが,より正確な深度判定に有用である[5].

高次熱傷専門施設への搬送を決定した場合の留意点

小児の場合,Ⅱ度 10%以上の熱傷に対しては輸液のための入院管理が必要である.さらにⅡ度30%以上もしくはⅢ度 10%以上,また気道損傷や他の合併損傷が疑われる場合は躊躇なく高次の熱傷専門施設への転送を決断すべきである.

1.早期輸液開始の重要性

転送前の輸液開始は不可欠である.小児は体液組成が成人と異なり,体重に対する細胞外液,特に組織間液の割合が大きい.熱傷受傷直後から血管透過性が亢進するが,循環血漿の血管外漏出は,相対的容量の大きい組織間に移動するため急激な循環血液量の減少をきたす.さらに体重に対して体表面積の比率が大きいので熱傷時の水分喪失量も成人よりも格段に大きい.したがって,小

児熱傷における輸液開始遅延は絶対に避けなければならない.また,初期輸液量の算定法として成人に用いられる Parkland 法は不適である.受傷後 24 時間の初期輸液設定を,係数(4)と体重(kg)と熱傷面積(%)の積とするこの算定法では,小児個体の維持水分量や熱傷面からの水分蒸泄量を補えないからである.小児では体重を基に計算されるよりも多くの初期輸液を要し,維持輸液分の加算あるいは体表面積を基にした輸液量の計算が必要と考えられる[4].

2.気道確保

広範囲小児熱傷においては,急速な輸液が大きな容量を持つ組織間液に移行することにより,高度な浮腫が出現しやすい[4].気道粘膜においても同様の状況が発生するが,気管径の細い小児における粘膜浮腫は高度な気道狭窄に繋がりやすい.気道狭窄症状が出現してからの気管挿管は困難となり危険度も高まるため,特に顔面熱傷を合併している小児広範囲熱傷症例においては躊躇なく気管内挿管を行っておくべきである.

3.保 温

熱傷の深度は熱源の温度と皮膚への作用時間により決定されるため,皮膚面の異常な熱を速やかに取り除き,遷延する熱による組織破壊を最小限に抑えるため,局所の冷却が推奨されている.しかし,体重に比して体表面積が大きい小児においては,冷却により容易に低体温に陥りやすい.したがって小児広範囲熱傷の移送時には,局所の冷却よりも清潔なタオルやシーツなどによる保温に留意すべきである[4].

自施設での小児広範囲熱傷管理の留意点

1.非手術的治療

Ⅱ度 30%程度までの小児広範囲熱傷であれば,自施設一般病棟での管理も可能である.この場合も,脱水に陥りやすい小児の特性を十分配慮し十分な補液を行いながら創管理を行う.創管理の目的は,①上皮化の促進,②感染予防,③壊死組織除去,④不感蒸泄の抑制,⑤疼痛緩和,⑥肉

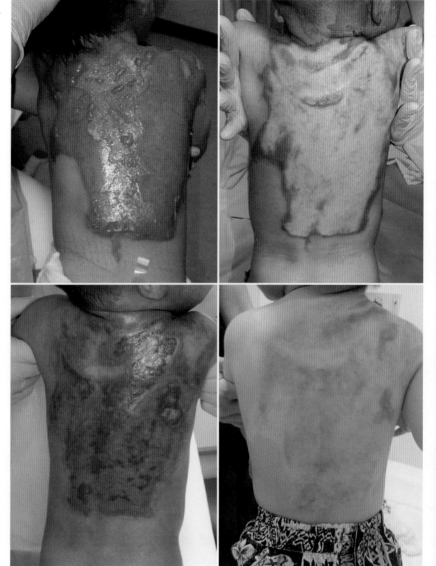

a	b
c	d

図 2.

症例 1：1 歳 3 か月，男児
卓上のポットのコードが引っかか
り，熱湯により後頸部，背部，右
下肢にⅡ度 18% の scald burn を
受傷した．

　a：受傷時．SDB，DDB 混在の
　　scald burn と診断した．
　b：受傷後 7 日目．トラフェル
　　ミンとワセリン基剤軟膏治療
　　による局所管理を行っていた
　　が，受傷後 2 日目より 38℃ 台
　　の発熱を認める背部を中心に
　　熱傷創は DDB 主体であった．
　　創部培養にて MSSA が検出
　　されたが，感染徴候は軽微で
　　あったため同様の保存的治療
　　を継続した．
　c：受傷後 3 週間．周囲からの
　　上皮化が進行
　d：受傷後 4 か月．右肩を中心
　　に一部肥厚性瘢痕を認める
　　が，拘縮等は認めない．背部
　　は DDB 後で上皮化に 1 か月
　　を要したが瘢痕形成は軽微で
　　ある．

芽形成促進などであり，熱傷に対する軟膏や被覆材の詳細に関しては多くの著述があり[6)7)]，その選択に成人と小児に大きな相違はない．

　広範囲熱傷に対する受傷後 48 時間以内にデブリードマンと分層植皮術を行う超早期手術は，近年の熱傷患者の救命率向上に最も大きく寄与した進歩の 1 つであるが[8)]，小児における scald burn に対しては適応しにくい．SDB であれば 2 週間以内で上皮化が得られ，機能面・整容面での障害を残すことなく治癒が期待できる．小児の場合 SDB と DDB の鑑別が困難な受傷早期は，より低侵襲な創閉鎖を期待し，手術は待機されることが多

い．さらに，本邦で広く使用されるトラフェルミンは，DDB に対する治癒期間の短縮に加え瘢痕形成の軽減効果も報告されており[9)]，小児の DDB に対する手術機会はさらに減少傾向にある（図 2）．DDB 創面に付着する壊死組織（焼痂）は細菌増殖の温床となるばかりか創治癒の妨げにもなるため，壊死組織の融解除去を目的とした軟膏療法も DDB に対して有用である．ブロメラインは蛋白分解酵素としての作用から以前より軟膏として使用されてきたが，近年さらに有効性の高い剤型・使用方法が開発され，小児広範囲熱傷における治療の低侵襲化が進むことが期待されている[10)]．

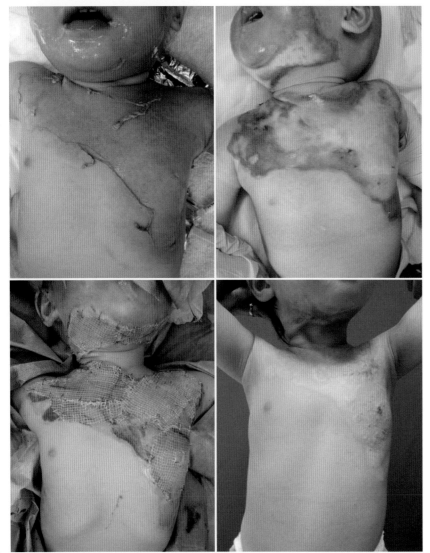

図 3-a～d.
症例 2：1 歳 3 か月，女児
テーブル上におかれたスープを
誤って被り，顔面，頸部，両上肢
Ⅱ度 12％の熱傷を受傷した．
 a：受傷時．SDB，DDB 混在の
  scald burn と診断した．
 b：受傷後 5 日目．症例 1 と同
  様の局所管理を行っていた
  が，受傷後 3 日目より 38℃台
  の発熱を認め，嘔吐が出現し
  た．頸部と前胸部の熱傷創部
  より MRSA が検出され，深
  達化と感染徴候を認めたため
  手術を行うこととした．
 c：術中．頸部・前胸部に対し
  て tangential excision を行っ
  た後，頭皮から分層皮膚を採
  取しシート植皮術を行った．
  乳頭周囲の皮膚は温存してい
  る．
 d：術後 10 か月．右頸部と左上
  胸部に肥厚性瘢痕を認める．

2．手術的治療

 DDB 創面は残存真皮成分からの上皮化が期待
できるが，小児広範囲熱傷において感染増悪から
全身状態の悪化が危惧された場合は，躊躇なく手
術を行うべきである（図3-a～d）．小児の容態変化
は急激に進行し，感染によるダメージに加え循環
動態の悪化が熱傷創の深達化に繋がるからであ
る．デブリードマンは，健常組織を可及的に温存
するために tangential excision[11] を行うのが一般
的である．すなわちフリーハンドダーマトームや
カミソリを用いて，繰り返し薄く壊死組織を剥離
してゆく方法で，小さな出血点が認められ，壊死
組織が完全に除去されたと判断されたところで薄

い分層植皮術を行う方法である．採皮部位として
頭皮は，他部位に比べ厚く，皮膚付属器官を多く
含み，血流が豊富なため，創傷治癒に有利な条件
を兼ね備えている．分層皮膚を採取した場合，上
皮化が早く，また頭髪に隠れるためにドナー部と
しての犠牲も極めて少ない．さらに，小児におい
ては面積が相対的に広いため，小児広範囲熱傷に
おけるドナー部としての有用性が非常に高い[12]．

創閉鎖後のケア

 小児広範囲熱傷患者は，成長過程において様々
な障害を抱えることになる．したがって急性期治
療に関わった形成外科医は，創閉鎖完了後も長期

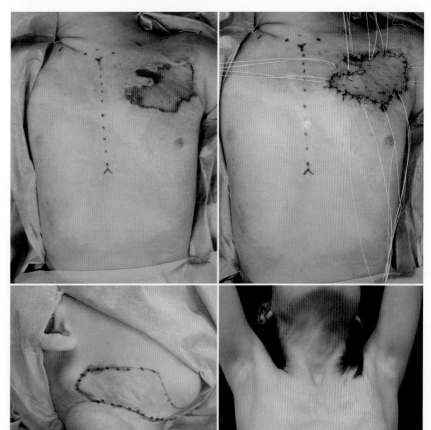

図 3-e〜h.
症例 2：1 歳 3 か月, 女児

e：4 歳時（学童前期）に左前胸部の瘢痕切除を行った後, 人工真皮（Integra®）貼付

f：頭皮からの分層植皮術により瘢痕の改善を図った.

g：同時期にエキスパンダー法を用いて頸部瘢痕切除を行った.

h：7 歳時. 頸部瘢痕は目立たず, 思春期前の前胸部瘢痕の質的改善が得られ正常な乳房発育が期待できる.

にわたり患児の成長を見守り, 発達段階に応じて発生する諸問題に対応する必要がある. また保護者は, 受傷要因に対する自責の念を抱きながら, 患児の将来への不安を強く感じている場合も多い. したがって患者本人のみならず保護者に対しても, 予測される諸問題を前もって説明し, ともに解決法を考える姿勢が重要である.

創閉鎖後早期においては, 肥厚性瘢痕に対する圧迫治療や手指熱傷後瘢痕に対する拘縮予防のためのスプリントなどが重要であり, 時に機能的, 整容的改善を意図した二次的な拘縮解除, 瘢痕形成術なども検討すべきである. 1 歳前後に卓上高温液体による受傷機転は, 現在でも家庭内小児熱傷リスクとして残っていることは前述したが, 特に女児の場合, 前胸部瘢痕に対する考え方は, 発達段階により変化する. 幼児期や学童前期においては, 主に隣接する頸部や腋窩の瘢痕拘縮に対する治療が優先課題であるが, 思春期以降の乳房発育に関しても十分な配慮が必要である（図 3-e〜h）.

まとめ

社会的背景, 医療体制の変化に伴い, 形成外科医が小児広範囲熱傷急性期に遭遇する機会は減少した. しかし救命率の向上と相まって, 長期にわたる形成外科医の役割はむしろ増している. 急性

期の創閉鎖においても，将来を見据えた治療方針
を適切に判断する能力が形成外科医に求められて
いる．

参考文献

1) 一般社団法人日本熱傷学会編：熱傷治療ガイドライン（改訂第3版），春恒社，2021.
2) 長谷川祐基ほか：小児熱傷の受傷機転と涎掛け（エプロン）熱傷．小児科．**53**：175-180，2012.
3) Hight, D. W., et al.：Inflicted burns in children, recognition and treatment. JAMA. **242**：517-520, 1979.
4) Lee, J. O., Herndon, D. N.：The pediatric burned patient. Total Burn Care. 3rd ed. 485-495, Saunders Elsevier, Philadelphia, 2007.
5) 磯野伸雄ほか：Hi-SCOPE を用いた熱傷深度判定法．熱傷．**24**：11-17，1998.
6) 安田　浩：熱傷局所療法　熱傷診療ガイドラインの意義と問題点．形成外科．**63**：1481-1488，2020.
7) 牧口貴哉，中村英玄：【外用薬マニュアル―形成外科ではこう使え！―】熱傷における外用薬の使い方．PEPARS．**144**：16-25，2019.
8) 仲沢弘明ほか：当科における超早期手術の実際と周術期管理．形成外科．**43**：1073-1079，2000.
9) Akita, S., et al.：Basic fibroblast growth factor accerelates and improves second-degree burn wound healing. Wound Repair Regen. **16**：635-641, 2008.
10) Shoham, Y., et al.：Rapid enzymatic burn debridement：a review of the paediatric clinical trail experience. Int Wound J. **17**：1337-1345, 2020.
11) Jackson, D. M., Stone, P. A.：Tangential excision and grafting of burn—the method, and a report of 50 consecutive cases—. Br J Plast Surg. **25**：416-426, 1972.
12) Lesesne, C. B., Rosenthal, R.：A review of scalp split-thickness skin grafts and potential complications. Plast Reconstr Surg. **77**(5)：757-758, 1986.

第 65 回日本形成外科学会総会・学術集会

会　期：2022 年 4 月 20 日（水）～ 22 日（金）
　　　　（前日に理事会，評議員会，春季学術講習会を開催します）
会　長：上田晃一（大阪医科薬科大学形成外科学教授）
会　場：ザ・リッツカールトン大阪、ハービスホール他
　　　　〒 530-0001　大阪府大阪市北区梅田 2-5-25　TEL：06-6343-7000
テーマ：形成外科とテクノロジーの融合
演題募集方法：インターネットによるオンライン演題募集
募集期間：2021 年 9 月 13 日（月）～ 10 月 29 日（金）
学術集会ホームページ：https://convention.jtbcom.co.jp/jsprs2022/index.html
併　催：The14th World Congress of The International Cleft Lip and Palate Foundation
　　　　CLEFT OSAKA2022
＊第 65 回日本形成外科学会総会学術集会の参加者には CLEFT OSAKA2022 参加費の減額設定があります。
学会事務局：
　　大阪医科薬科大学形成外科学教室内
　　〒 569-8686　大阪府高槻市大学町 2-7
　　TEL：072-683-1221（内線 6895）　FAX：072-683-3721
運営事務局（お問い合わせ先）：
　　株式会社 JTB コミュニケーションデザイン　事業共創部　コンベンション第二事業局内
　　〒 541-0056　大阪府大阪市中央区久太郎町 2-1-25　JTB ビル 7 階
　　TEL：06-4694-8869　FAX：06-4964-8804
　　E-mail：jsprs65@jtbcom.co.jp

 ◀詳細は学会 HP をチェック！

The14th World Congress of The International Cleft Lip and Palate Foundation CLEFT OSAKA2022

会　期：2022 年 4 月 20 日（水）～ 22 日（金）
会　長：上田晃一（大阪医科薬科大学形成外科学教授）
会　場：オーバルホールほか（毎日新聞大阪本社ビル）
　　　　〒 530-0001　大阪府大阪市北区梅田 3-4-5　TEL：06-6346-8351
演題募集方法：インターネットによるオンライン演題募集
学術集会ホームページ：https://convention.jtbcom.co.jp/cleft2022/
併　催：第 65 回日本形成外科学会総会学術集会
＊CLEFT OSAKA2022 に参加登録費には、第 65 回日本形成外科学会総会学術集会の参加費を含みます。
学会事務局：
　　大阪医科薬科大学形成外科学教室内
　　〒 569-8686 大阪府高槻市大学町 2-7
　　TEL：072-683-1221（内線 6895）　FAX：072-683-3721
運営事務局（お問い合わせ先）：
　　株式会社 JTB コミュニケーションデザイン　事業共創部　コンベンション第二事業局内
　　〒 541-0056 大阪府大阪市中央区久太郎町 2-1-25　JTB ビル 7 階
　　TEL：06-4694-8869　FAX：06-4964-8804
　　E-mail：jsprs65@jtbcom.co.jp

 ◀詳細は学会 HP をチェック

FAX による注文・住所変更届け

改定：2015 年 1 月

毎度ご購読いただきましてありがとうございます．

読者の皆様方に小社の本をより確実にお届けさせていただくために，FAX でのご注文・住所変更届けを受けつけております．この機会に是非ご利用ください．

◇ご利用方法

FAX 専用注文書・住所変更届けは，そのまま切り離して FAX 用紙としてご利用ください．また，注文の場合手続き終了後，ご購入商品と郵便振替用紙を同封してお送りいたします．**代金が 5,000 円をこえる場合，代金引換便とさせて頂きます．**その他，申し込み・変更届けの方法は電話，郵便はがきも同様です．

◇代金引換について

本の代金が 5,000 円をこえる場合，代金引換とさせて頂きます．配達員が商品をお届けした際に，現金またはクレジットカード・デビットカードにて代金を配達員にお支払い下さい(本の代金＋消費税＋送料)．(※年間定期購読と同時に 5,000 円をこえるご注文を頂いた場合は代金引換とはなりません．郵便振替用紙を同封して発送いたします．代金後払いという形になります．送料は定期購読を含むご注文の場合は頂きません)

◇年間定期購読のお申し込みについて

年間定期購読は，1 年分を前金で頂いておりますため，代金引換とはなりません．郵便振替用紙を本と同封または別送いたします．送料無料，また何月号からでもお申込み頂けます．

毎年末，次年度定期購読のご案内をお送りいたしますので，定期購読更新のお手間が非常に少なく済みます．

◇住所変更届けについて

年間購読をお申し込みされております方は，その期間中お届け先が変更します際，必ずご連絡下さいますようよろしくお願い致します．

◇取消，変更について

取消，変更につきましては，お早めに FAX，お電話でお知らせ下さい．

返品は，原則として受けつけておりませんが，返品の場合の郵送料はお客様負担とさせていただきます．その際は必ず小社へご連絡ください．

◇ご送本について

ご送本につきましては，ご注文がありましてから約 1 週間前後とみていただきたいと思います．お急ぎの方は，ご注文の際にその旨をご記入ください．至急送らせていただきます．2〜3 日でお手元に届くように手配いたします．

◇個人情報の利用目的

お客様から収集させていただいた個人情報，ご注文情報は本サービスを提供する目的(本の発送，ご注文内容の確認，問い合わせに対しての回答等)以外には利用することはございません．

その他，ご不明な点は小社までご連絡ください．

株式会社 全日本病院出版会　〒113-0033 東京都文京区本郷 3-16-4-7F　電話 03(5689)5989　FAX03(5689)8030　郵便振替口座 00160-9-58753

年　　月　　日

住 所 変 更 届 け

お 名 前	フリガナ	
お客様番号		毎回お送りしています封筒のお名前の右上に印字されております8ケタの番号をご記入下さい。
新お届け先	〒　　　　　　都道 　　　　　　　府県	
新電話番号	（　　　　　　）	
変更日付	年　　　月　　　日より	月号より
旧お届け先	〒	

※ 年間購読を注文されております雑誌・書籍名に✓を付けて下さい。

- ☐ Monthly Book Orthopaedics （月刊誌）
- ☐ Monthly Book Derma. （月刊誌）
- ☐ 整形外科最小侵襲手術ジャーナル （季刊誌）
- ☐ Monthly Book Medical Rehabilitation （月刊誌）
- ☐ Monthly Book ENTONI （月刊誌）
- ☐ PEPARS （月刊誌）
- ☐ Monthly Book OCULISTA （月刊誌）

PEPARS

各号定価 3,300 円(本体 3,000 円＋税)．ただし，増大号の
ため，No. 123, 135, 147, 159, 171 は定価 5,720 円(本体 5,200
円＋税)．
在庫僅少品もございます．品切の場合はご容赦ください．
（2021 年 8 月現在）

掲載されていないバックナンバーにつきまし
ては，弊社ホームページ(www.zenniti.com)
をご覧下さい．

2022 年 年間購読 受付中！
年間購読料 42,020 円(消費税込) (送料弊社負担)
(通常号 11 冊＋増大号 1 冊：合計 12 冊)

click

全日本病院出版会	検索 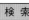

FAX 専用注文書 形成・皮膚 2109

年　　月　　日

○印	PEPARS	定価(消費税込み)	冊数
	2022 年 1 月～12 月定期購読(送料弊社負担)	42,020 円	
	PEPARS No. 171 眼瞼の手術アトラス―手術の流れが見える― 増大号	5,720 円	
	PEPARS No. 159 外科系医師必読！形成外科基本手技 30 増大号	5,720 円	
	バックナンバー(号数と冊数をご記入ください) No.		

○印	Monthly Book Derma.	定価(消費税込み)	冊数
	2022 年 1 月～12 月定期購読(送料弊社負担)	42,130 円	
	MB Derma. No. 307 日常診療にこの 1 冊！皮膚アレルギー診療のすべて 増刊号	6,380 円	
	MB Derma. No. 300 皮膚科医必携！外用療法・外用指導のポイント 増大号	5,500 円	
	バックナンバー(号数と冊数をご記入ください) No.		

○印	瘢痕・ケロイド治療ジャーナル		
	バックナンバー(号数と冊数をご記入ください) No.		

○印	書籍	定価(消費税込み)	冊数
	イチからはじめる美容医療機器の理論と実践 改訂第 2 版	7,150 円	
	臨床実習で役立つ形成外科診療・救急外来処置ビギナーズマニュアル	7,150 円	
	足爪治療マスター BOOK	6,600 円	
	明日の足診療シリーズ I　足の変性疾患・後天性変形の診かた	9,350 円	
	日本美容外科学会会報　Vol. 42　特別号 「美容医療診療指針」	2,750 円	
	図解 こどものあざとできもの―診断力を身につける―	6,160 円	
	美容外科手術―合併症と対策―	22,000 円	
	運動器臨床解剖学―チーム秋田の「メゾ解剖学」基本講座―	5,940 円	
	超実践！がん患者に必要な口腔ケア―適切な口腔管理で QOL を上げる―	4,290 円	
	グラフィック リンパ浮腫診断―医療・看護の現場で役立つケーススタディ―	7,480 円	
	足育学　外来でみるフットケア・フットヘルスウェア	7,700 円	
	ケロイド・肥厚性瘢痕 診断・治療指針 2018	4,180 円	
	実践アトラス 美容外科注入治療　改訂第 2 版	9,900 円	
	ここからスタート！眼形成手術の基本手技	8,250 円	
	Non-Surgical 美容医療超実践講座	15,400 円	

○	書 名	定価	冊数	○	書 名	定価	冊数
	図説 実践手の外科治療	8,800 円			創傷治癒コンセンサスドキュメント	4,400 円	
	使える皮弁術　上巻	13,200 円			超アトラス眼瞼手術	10,780 円	
	使える皮弁術　下巻	13,200 円			アトラスきずのきれいな治し方 改訂第二版	5,500 円	

お名前　フリガナ

㊞

診療科

ご送付先　〒　　－

□自宅　　□お勤め先

電話番号　　　　　　　　　　　　　　　　　　　　□自宅
□お勤め先

―お問い合わせ先―
㈱全日本病院出版会営業部
電話 03(5689)5989

FAX 03(5689)8030

No. 177　編集企画：
　　横田　和典　世羅中央病院企業団企業長

PEPARS　No. 177

2021 年 9 月 15 日発行（毎月 1 回 15 日発行）
定価は表紙に表示してあります．
Printed in Japan

© ZEN・NIHONBYOIN・SHUPPANKAI, 2021

発行者　　末　定　広　光
発行所　　株式会社　全日本病院出版会
〒 113-0033 東京都文京区本郷 3 丁目 16 番 4 号
　　　　電話（03）5689-5989　Fax（03）5689-8030
　　　　郵便振替口座 00160-9-58753

印刷・製本　三報社印刷株式会社　　　電話（03）3637-0005
広告取扱店　㈱日本医学広告社　　　　電話（03）5226-2791